HELENA IWANOWA
SONJA FISCHER

DIE SCHÖNSTEN FRISUREN EINFACH SELBST GEMACHT!

35 HAIRSTYLES VON HOCHGESTECKT BIS SCHNELL GEFLOCHTEN

LEOPOLD STOCKER VERLAG
GRAZ – STUTTGART

Umschlaggestaltung: DSR | Werbeagentur Rypka GmbH, 8143 Dobl/Graz, www.rypka.at
Titelbilder: Vorderseite: Elena Tsoma, Rückseite: Fotos links: Elena Tsoma, Foto von Helena Iwanowa: Kate Ostroushko, Foto von Sonja Fischer: Heike Beyerlein.
Bildnachweis: iStock/adrian825: S. 14; iStock/Central IT Alliance: S. 11 re; iStock/CoffeeAndMilk: S. 7 re, 9 li, re; iStock/Djura Topalow: S. 10; iStock/EdwardDerule: S. 7 zweites Foto v. li; iStock/Goodluz: S. 12; iStock/g-stockstudio: S. 13 re o; iStock/Hirurg: S. 7 li; iStock/kvkirillov: S. 8; iStock/LarsZahnerPhotography: S. 13 li; iStock/PeopleImages: S. 7 zweites Foto v. re, 9 zweites Foto v. re; iStock/photographer: S. 13 re u; iStock/Yuri_Arcurs: S. 9 zweites Foto v. re; Heike Beyerlein: S. 5; Mona Lorenz: S. 6, 11 li; PARSA Haar- und Modeartikel GmbH: S. 15–21; Elena Tsoma: alle Frisurenfotos ab S. 22.

Bibliografische Information der Deutschen Nationalbibliothek
Die Deutsche Nationalbibliothek verzeichnet diese Publikation in der Deutschen Nationalbibliografie; detaillierte bibliografische Daten sind im Internet über http://dnb.d-nb.de abrufbar.

Mit freundlicher Unterstützung von PARSA Haar- und Modeartikel GmbH. PARSA BEAUTY

Hinweis:
Dieses Buch wurde auf chlorfrei gebleichtem Papier gedruckt. Die zum Schutz vor Verschmutzung verwendete Einschweißfolie ist aus Polyethylen chlor- und schwefelfrei hergestellt. Diese umweltfreundliche Folie verhält sich grundwasserneutral, ist voll recyclingfähig und verbrennt in Müllverbrennungsanlagen völlig ungiftig.

Auf Wunsch senden wir Ihnen gerne kostenlos unser Verlagsverzeichnis zu:
Leopold Stocker Verlag GmbH
Hofgasse 5/Postfach 438
A-8011 Graz
Tel.: +43 (0)316/82 16 36
Fax: +43 (0)316/83 56 12
E-Mail: stocker-verlag@stocker-verlag.com
www.stocker-verlag.com

ISBN 978-3-7020-1631-9

Layout und Repro: DSR | Werbeagentur Rypka GmbH, 8143 Dobl/Graz, www.rypka.at
Druck: hm•perfectprintconsult•eu

Zu einigen Frisuren in diesem Buch gibt es jeweils ein begleitendes Video, das Ihnen zeigt, wie diese Frisur gemacht wird. Diese Frisuren sind im Buch mit einer kleinen Kamera im einleitenden Bild gekennzeichnet. Um zu den Videos zu gelangen, scannen Sie bitte den QR-Code mit Ihrem Smartphone und öffnen die Webseite oder unter www.stocker-verlag.com/frisuren.

INHALT

VORWORT

Schon 4.000 Jahre vor Christus, das beweisen Grabfunde, haben Frauen mit Messern, Haarnadeln und Kämmen ihre Haare „gestylt" und schon 3.000 Jahre vor Christus wurden zu besonderen Anlässen kunstvolle, meist Flechtfrisuren getragen.

Im alten Griechenland wurden hauptsächlich einfache Frisuren getragen, die, zu einem Knoten zusammengefasst, als Griechischer Knoten bezeichnet wurden.

Egal ob im Römischen Reich, in der Renaissance oder in der Biedermeierzeit, kunstvoll gestaltete Frisuren waren immer auch ein Spiegel der Zeit und ein Zeichen für Lebensstil und Stand.

Die geflochtene Haartracht der Florentinerinnen galt im 15. Jahrhundert weit über die Grenzen Italiens hinaus als wegweisend und als Vorbild für Frisuren aller Art.

Bis heute wird der Frisur eines Menschen eine große Bedeutung beigemessen, was mich seit frühester Jugend angetrieben hat.

Aufgewachsen in einem kleinen Ort bei Nürnberg, half ich bereits als 8-Jährige im Frisiersalon meiner Mutter mit und konnte bereits mit 10 Jahren die ersten Kunden frisieren.

Fortan war meine Berufung klar und sie ist eine echte Berufung geblieben. Aber ich wollte mich gerne mit Anderen messen und kreativ sein.

So begann im zarten Alter von 17 Jahren meine „Wettbewerbskarriere". Mit dem Titel „Bayrische Meisterin" trat ich 2003 ins deutsche Nationalteam ein, wurde mittel-, nord- und süddeutsche Meisterin einerseits und deutsche CAT-Meisterin andererseits. Es folgten der Grand Prix in Helsinki 2006, Paris, Riga und Oslo 2007 sowie Cups in Klagenfurt (Österreich) und Montenegro.

Dann wurde ich der „Europa-Cup-Champion of the World 2007" und seit 2008 bin ich Friseur-Weltmeisterin. Bei all dem steht die Liebe zum Haar, zur Frisur und zu den kreativen Möglichkeiten für mich immer im Mittelpunkt.

Es ist bis heute spannend und immer wieder eine überragende Erfahrung, wie sich durch eine Frisur die optische Wirkung auf Andere einerseits, aber auch das eigene Selbstwertgefühl andererseits verändern lässt.

Neben dem Gesicht sind die Haare der exponierteste Eindruck und Wirkungsfaktor eines Menschen. Mit einer geeigneten Frisur lassen sich das Gesicht, die Ohren, mögliche Narben und

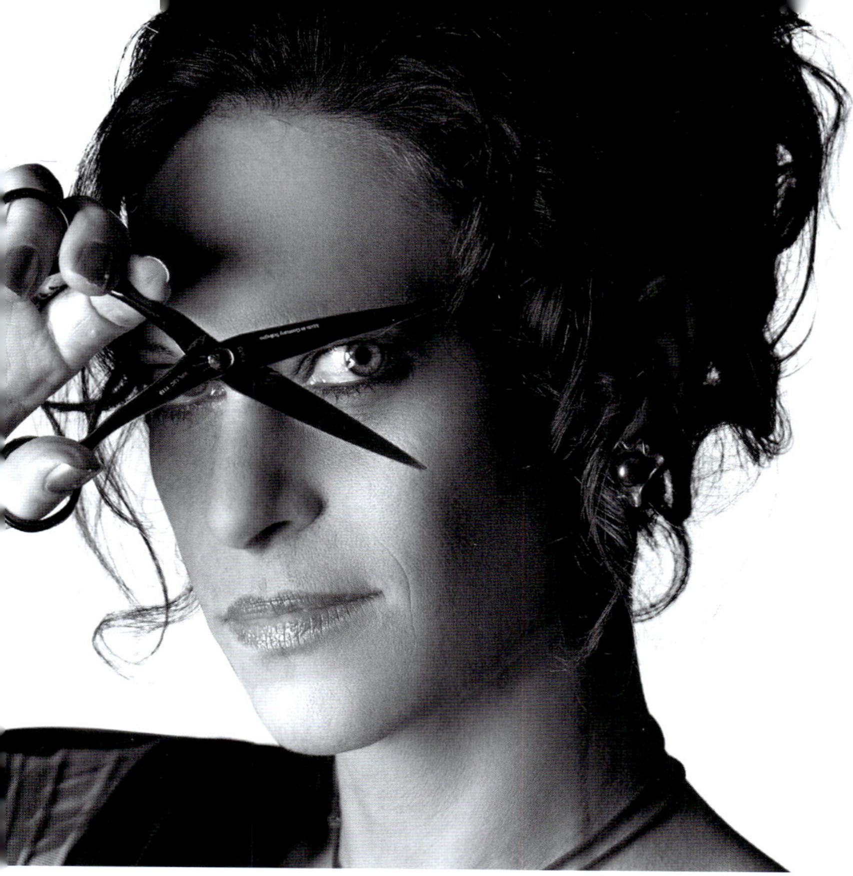

Hautunregelmäßigkeiten kaschieren oder im Gegenzug als besonders schön empfundene Highlights im Gesicht oder am Dekolleté hervorheben.

Als das Projekt „Frisurenbuch" an mich herangetragen wurde, war ich von dem Konzept, ein Buch mitzugestalten, das in einfachen Schritten aktuelle und ausdrucksstarke Frisuren, die selbst realisiert werden können, zu produzieren, spontan sehr angetan.

Herausgekommen ist im Team mit der Autorin Frau Helena Iwanowa eine sehr gelungene Kombination aus anspruchsvollem, frischem Design für viele Anlässe oder einfach nur, um sich und Anderen zu gefallen. Ein Buch, das Sie ganz sicher immer wieder für Anregungen und für kreative Frisuren hervorholen werden.

Es sind Frisuren entstanden, die überwiegend in 5–20 Minuten zu erstellen sind und sich ideal für viele Gelegenheiten und Anlässe eignen: Egal ob elegante Frisur, die sowohl zum Alltagsoutfit und im Büro getragen werden kann, oder Abendfrisur für lange Haare, die raffiniert aussieht und die Schönheit langer Haare betont. Auch an die tolle Frisur für heiße Sommertage haben wir gedacht, die sich gut mit langen Sommerkleidern oder Röcken kombinieren lässt.

Lassen Sie sich von meiner Begeisterung für schöne Frisuren, die mich seit Jahrzehnten antreibt und für mich ein Lebenselixier darstellt, anstecken.

Das Buch **Die schönsten Frisuren einfach selbst gemacht** begeistert auch mich und wird auch Sie in seinen Bann ziehen.

Ich wünsche Ihnen von Herzen gutes Gelingen und viel Spaß beim Kreieren eigener Kreationen auf der Basis der hier gezeigten Frisuren.

Herzlichst,
Ihre

Sonja Fischer

Sonja Fischer,
Friseur-Weltmeisterin

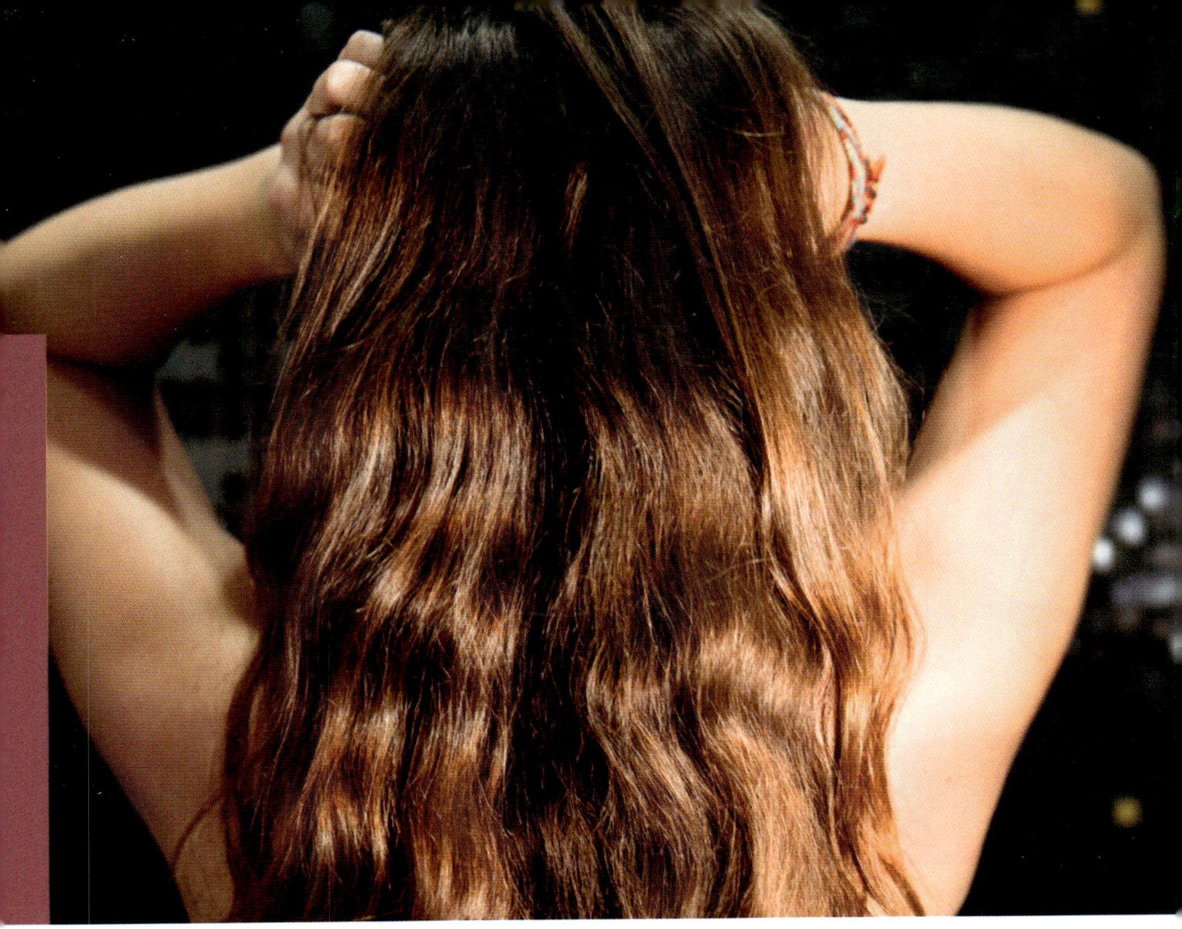

Schöne, gepflegte Haare sind ein Zeichen für Gesundheit und Vitalität.

GRUNDSÄTZLICHES ZU HAAR, PFLEGE UND STYLING

Seidig-glänzende Haare sind seit jeher ein Ausdruck für Schönheit und Gepflegtheit; sie sind aber auch ein Ausdruck des Charakters und der Individualität des Trägers. So verändern viele Menschen, deren Leben eine Wendung nimmt, gleichzeitig oft auch ihre Haarfarbe oder ihre Frisur als Zeichen ihres Neubeginns, was zeigt, was für einen Stellenwert das Haar für den Einzelnen haben kann. Schöne, gepflegte Haare sind aber auch ein Zeichen für Gesundheit und Vitalität und zeigen, dass sich der Mensch pflegt und auf sich und sein Äußeres achtet. Stumpfe, glanzlose Haare wirken dagegen ungesund und ungepflegt, wobei für das eigene Haar unpassende Pflegeprodukte dafür verantwortlich sein können. Mit einer gesunden Lebensweise, der Beachtung einiger einfacher Tipps und Tricks und vor allem der richtigen Behandlung und Pflege der verschiedenen Haartypen ist es aber gar nicht so schwer, das Haar gesund und vital zu erhalten.

HAAR

Das Haar, sprich seine Struktur, seine Farbe und sein Typ, sind, wie jeder Mensch auch, völlig individuell, sodass es kein Patentrezept für schönes Haar gibt. Dennoch gibt es einige grundlegende Empfehlungen, wie das jeweilige Haar behandelt werden sollte, um es möglichst gesund und vital zu erhalten. Es wird Ihnen jedoch nicht erspart bleiben, selbst auszutesten, welche Behandlungen und Produkte Ihrem Haar besonders guttun oder bei Ihnen auch weniger oder gar nicht wirken.

HAARSTRUKTUR

Eine gesunde und gepflegte Haarstruktur ist die Basis für schönes Haar. Man unterscheidet die glatte, die gewellte, die lockige und die krause Haarstruktur.

GLATTE HAARSTRUKTUR

Glattes, glänzendes und weiches Haar gilt als DAS Schönheitsideal. Prinzipiell ist diese Struktur einfach zu handhaben, allerdings wirkt sie bei fehlender Pflege manchmal matt und strähnig. Mit dem richtigen Styling lässt sich das aber verhindern.

GEWELLTE HAARSTRUKTUR

Das ist die unkomplizierteste und am wenigsten aufwändige Struktur und bietet viele Möglichkeiten für Stylings. Meist benötigt sie nur etwas Feuchtigkeit als Pflege.

LOCKIGE HAARSTRUKTUR

Viele Menschen wünschen sich wilde Locken, allerdings sind sie schwer kämmbar und sehr pflegeintensiv, weil das natürliche Haarfett oft nicht bis zu den Spitzen gelangt. Das Haar wirkt daher schnell trocken und strohig und lässt sich oft nur schwer zu einer Frisur bändigen. Mit einer Haarkur bekommt es allerdings sehr schnell wieder Glanz und Vitalität.

KRAUSE HAARSTRUKTUR

Diese Struktur bedarf der meisten Aufmerksamkeit und Pflege, die sehr zeitintensiv werden kann. Sie tritt vor allem bei Afroamerikanern auf, ist von Natur aus sehr trocken, weil sie wenig Haarfett produziert, das wegen der engen Locken nur schwer bis an die Spitzen gelangt, und neigt daher zu Haarbruch.

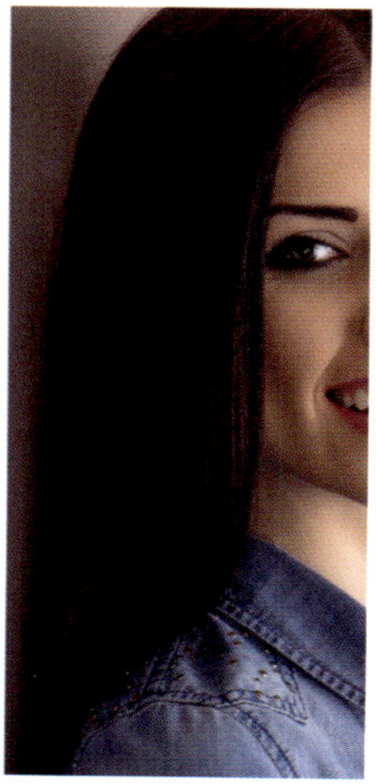

Glattes Haar

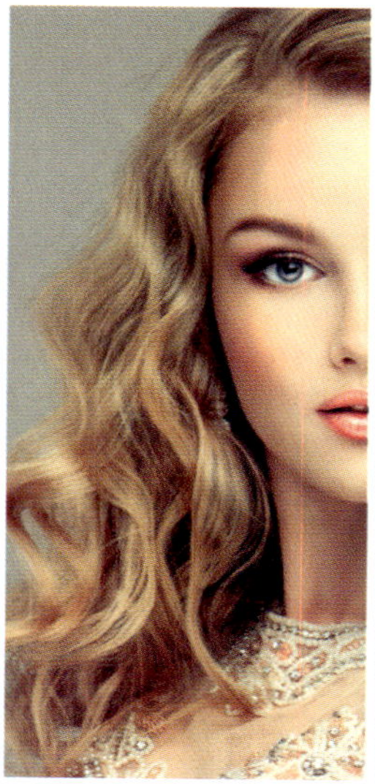

Gewelltes Haar

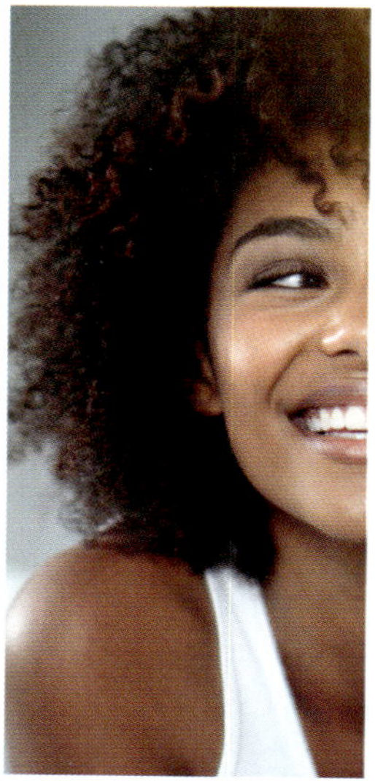

Krauses Haar

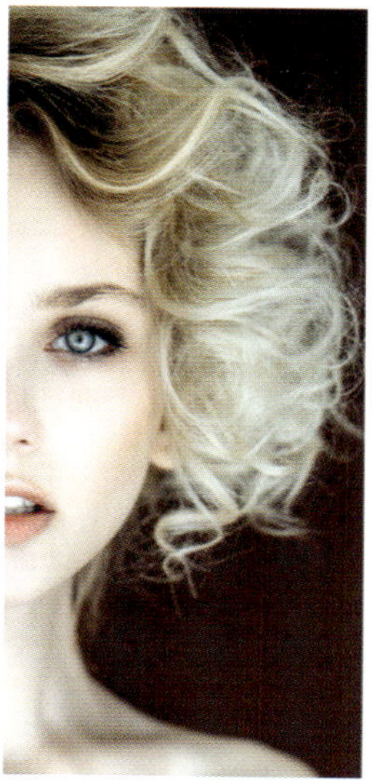

Gelocktes Haar

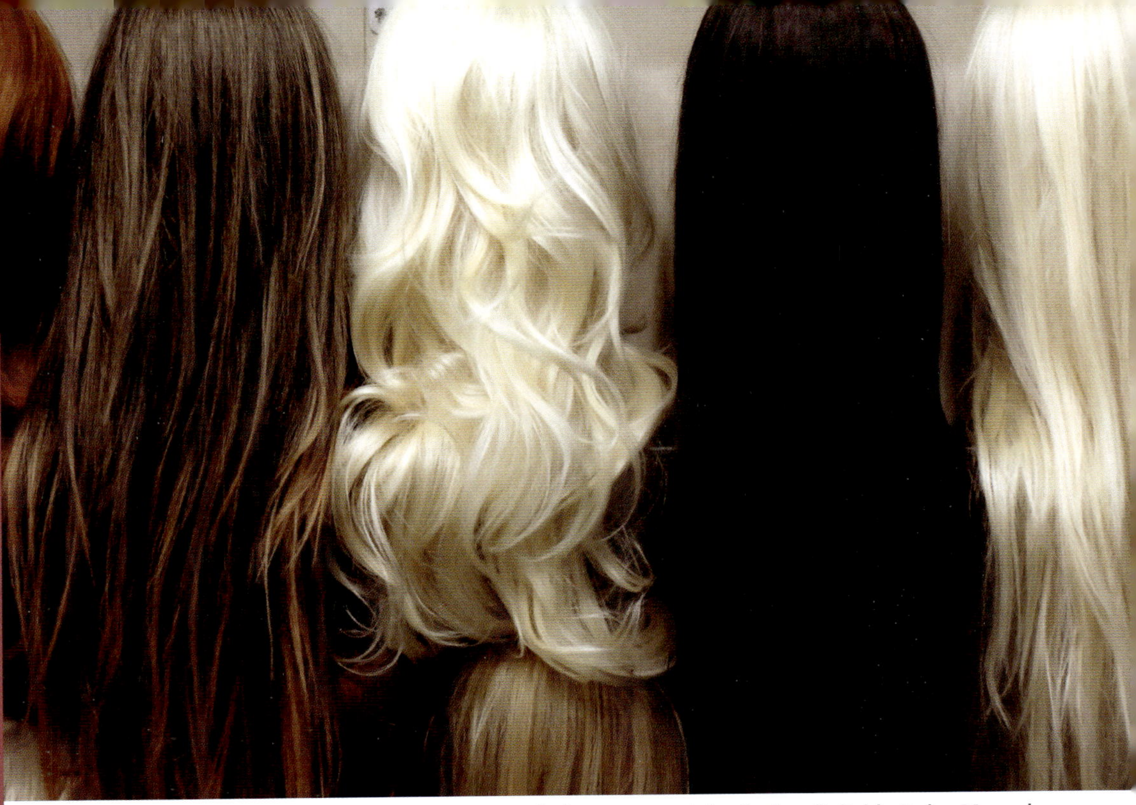

Die Haarfarbe unterstreicht die Persönlichkeit des Menschen.

FARBE

Die Haarfarbe ist neben dem Haarschnitt das sichtbarste Zeichen der persönlichen „Haar-Individualität". Ob natürlich gewachsen oder künstlich gefärbt: sie unterstreicht die Persönlichkeit des Menschen.

BLOND

Blonde Haare bei Frauen gelten als „sexy", es wirkt freundlich und lässt die Trägerin strahlen. Naturblondes Haar entsteht bei Menschen, die relativ wenig Melanin produzieren. Es ist oft sehr fein und neigt zu Trockenheit, sodass es relativ viel Pflege benötigt. Künstlich blondiertem Haar wurde mit Wasserstoffperoxyd die Farbe entzogen, was es stark schädigt, weshalb es eine besonders intensive Pflege gerade nach dem Blondieren benötigt. Außerdem ist ein regelmäßiger Schnitt der Spitzen wichtig, da es eher zu Spliss neigt.

BRAUN

Braun gibt es in jeder Schattierung: von ganz hellem Milchkaffeebraun bis zum tiefdunklen Ebenholzbraun ist alles möglich. Es ist ein sehr warmer Farbton, zu dem sowohl elegante als auch lässige Frisuren passen. Für diese Haarfarbe sind besondere Pflegeprodukte empfehlenswert, da sie die natürliche wie die künstliche Farbe durch besondere Zusätze, wie z. B. farbige Pigmente, zum Leuchten bringen. Natürliche Öle lassen braune Haare besonders strahlen und im Sonnenlicht warm leuchten. Wem „nur" Braun zu langweilig ist, kann es z. B. mit helleren oder rötlichen Strähnchen kombinieren.

ROT

Frauen mit rotem Haar wird eine hohe Sinnlichkeit nachgesagt. Sie selbst sehen in rotem Haar eher Selbstbewusstsein und Individualität. Während die meisten ihr rotes Haar mühevoll färben müssen, sind Träger von naturroten Haaren mitunter gar nicht so glücklich damit. Sie haben oft eine sehr sonnenempfindliche Haut und müssen sich viel stärker gegen Sonneneinstrahlung schützen. Damit das Rot lange strahlend und intensiv bleibt, gibt es dafür ebenso spezielle Pflegeprodukte, die vor allem auch sicherstellen, dass es bei Sonnenlicht nicht so schnell ausbleicht. Da geschädigte und trockene Haare die Farbpigmente nur schlecht halten, ist auch für coloriertes Haar eine regelmäßige Pflege unerlässlich. Rot gibt es ebenso wie Braun in allen Schattierungen: Kupferrot wirkt relativ natürlich, knalliges Rot ist ein Ausdruck von besonderer Individualität und dunkles Rot zeugt von Eleganz.

SCHWARZ

Schwarzes Haar ist ebenso ein Ausdruck von geheimnisvoller Eleganz, allerdings macht es helle Hauttypen schnell blass und käsig. Naturschwarze Haare sind in Europa eher in südlichen Regionen zu finden. Meist ist diese Farbe mit sehr unempfindlichen Haaren verbunden, die aufgrund ihrer Dicke oft schwer zu bändigen sind. Abhilfe schaffen auch hier spezielle Pflegeprodukte, die die Haare glätten. Asiaten dagegen haben oft sehr feines, strähniges Haar. Naturschwarze Haare können nur nach einer vorhergehenden Blondierung gefärbt werden, die das Haar stark schädigt, weshalb es dann einen erhöhten Pflegebedarf hat. Schwarz gefärbte Haare brauchen ebenso spezielle feuchtigkeitsspendende Pflegeprodukte.

HAARTYP

DÜNNES HAAR

Bei diesem Haartyp ist tatsächlich jedes einzelne Haar dünn, sodass es wenig Volumen hat. Es ist nicht immer leicht, feines Haar zu stylen. Zöpfe können wie dünne Rattenschwänzchen wirken, aufwändige Flechtfrisuren sind oft gar nicht möglich, das Haar hängt glatt und ohne Volumen herunter und „fliegt" leicht und auch Locken halten eher schlecht. Aber es ist leicht kämmbar und mit ein paar Tricks können Sie es auch toll stylen. Dünnes Haar fettet oft schneller, wobei Sie es trotzdem nicht täglich waschen sollten, da die Kopfhaut sonst noch schneller nachfettet. Conditioner am besten nur in den Spitzen verteilen, damit die Haare nicht zu schwer werden. Spezielle Produkte für feines Haar kräftigen es und geben ihm mehr Volumen. Auch volumengebende Schaumfestiger und Haarsprays sind für das Styling empfehlenswert. Aber Achtung: Verwenden Sie nicht zu viele Produkte, sonst wird das Haar zu schwer und hängt erst recht wieder glatt herunter.

TIPP

Lassen Sie sich von Ihrem Friseur die Haare leicht stufig schneiden – ein Stufenschnitt lässt es fülliger und voluminöser aussehen.

DICKES HAAR

Dicke Haare sind füllig und voluminös, oft aber auch schwer zu bändigen und neigen zu Trockenheit. Sie leiden oft unter Spliss und können bei zu wenig Pflege strohig wirken. Nach dem Waschen sind sie oft verfilzt und schlecht kämmbar. Zöpfe wirken vielleicht zu dick und die trockenen Haarspitzen stehen aus den Strähnen heraus. Hochsteckfrisuren und andere Stylings halten nur schlecht oder gar nicht. Auch dicke Haare sollten nicht zu oft gewaschen werden, da sie leicht trocken und spröde werden, wenn das natürliche Haarfett zu häufig abgewaschen wird. Für Stylings mit dicken Haaren sollten Sie Produkte verwenden, die für viel Halt sorgen. Auch eine regelmäßige Kur ist empfehlenswert, um das Haar weicher und gepflegter zu erhalten und seinen Glanz zu bewahren.

TIPP

Verwenden Sie für Stylings mit dicken Haaren besonders große Zopfhalter und Haarnadeln, damit Ihre Frisur besser hält.

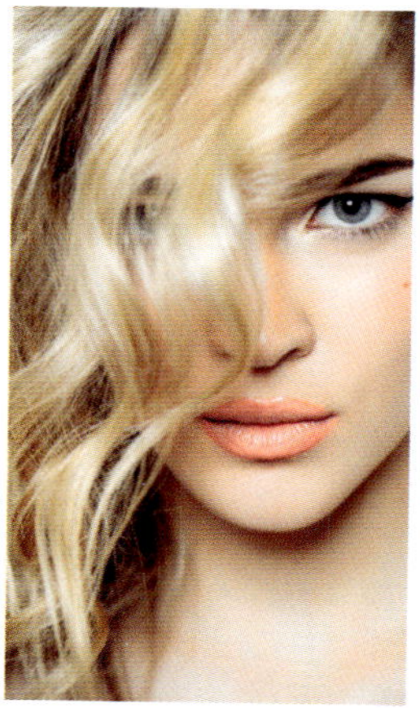

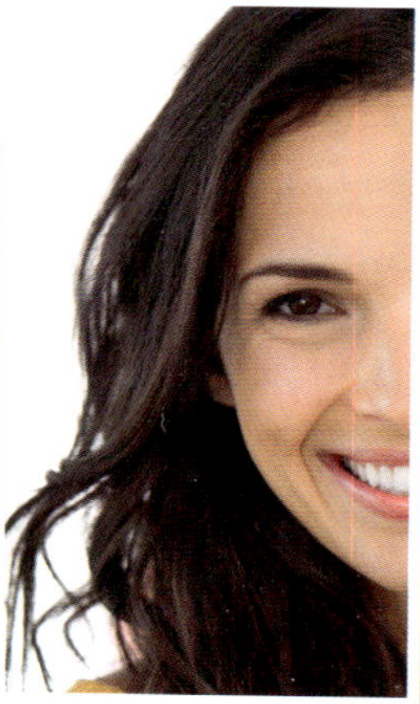

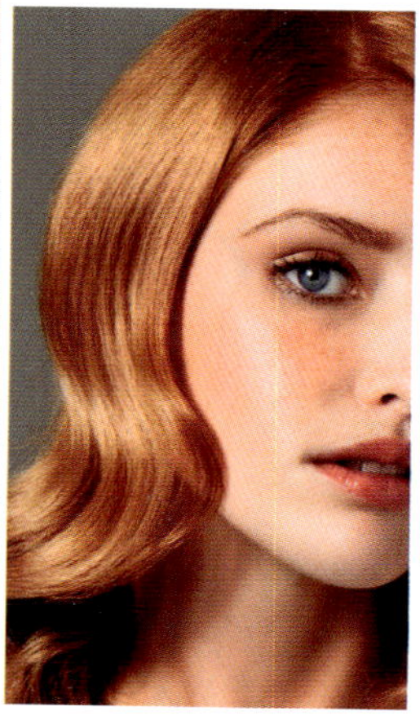

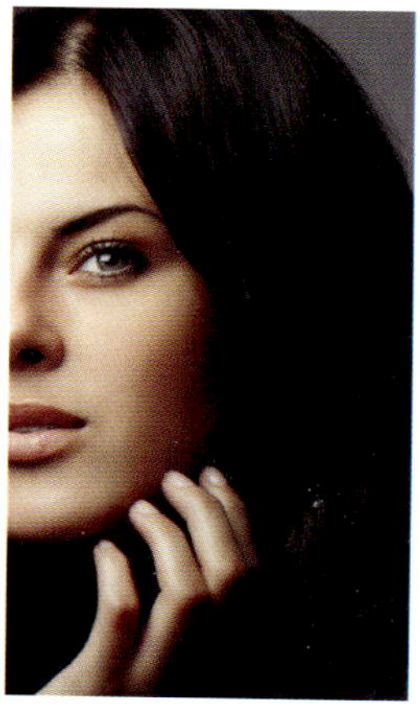

PFLEGE

SHAMPOO

Die richtige Pflege für Ihre Haare beginnt mit dem für Ihre Haarbedürfnisse passenden Shampoo. Es reinigt das Haar und die Kopfhaut. Dabei öffnet es die Schuppenschicht des Haares, löst Ablagerungen und Schmutzpartikel heraus und entfernt das Haarfett.

Es gibt unzählige Shampoos für alle Arten von Haaren auf dem Markt. Von Repair-Shampoo, Shampoo für fettes Haar, Volumen-Shampoo bis zum Shampoo für coloriertes Haar sowie Schuppenshampoo ist die Auswahl riesig und damit oft völlig unübersichtlich. Welches Shampoo im Endeffekt dann zu Ihrem Haar passt, können nur Sie selbst durch Ausprobieren feststellen. Wichtig ist allerdings, dass Sie genau auf die Ingredienzien achten und Ihr Shampoo (und auch Ihr Conditioner und Ihre Spülungen) keine Silikone, Sulfate und Parabene beinhaltet.

Silikone sind eine Erfindung, die die Haarpflege nach außen hin einfach macht: Sie legen sich wie ein Film um das Haar, machen es weich, bringen es zum Glänzen, schützen Tönungen und bringen gefärbtes Haar zum Leuchten. Allerdings versiegelt das Silikon das Haar, verhindert die Aufnahme von Nährstoffen und lässt es nur nach außen hin erstrahlen, während es darunter „verhungert" wird. Außerdem reagieren viele Menschen mit Rötungen, Juckreiz und Ausschlägen im Gesicht und auf der Kopfhaut allergisch auf diese Zusatzstoffe, sodass von Shampoos mit Silikonen eher abzuraten ist.

Sulfate sind ebenso fragwürdige Zusätze. Sie sorgen für die starke Schaumbildung und erleichtern uns das Waschen unserer Haare. Allerdings entfernen sie nicht nur den alltäglichen Staub, sondern alle Rückstände der verwendeten Pflegeprodukte sowie das natürliche Haarfett, sodass die Kopfhaut austrocknet und mit Spannungsgefühl und Juckreiz reagiert. Auch die Haare trocknen aus und werden spröde. Außerdem stehen sie im Verdacht, Mitverursacher von schweren Erkrankungen und Langzeitschäden zu sein.

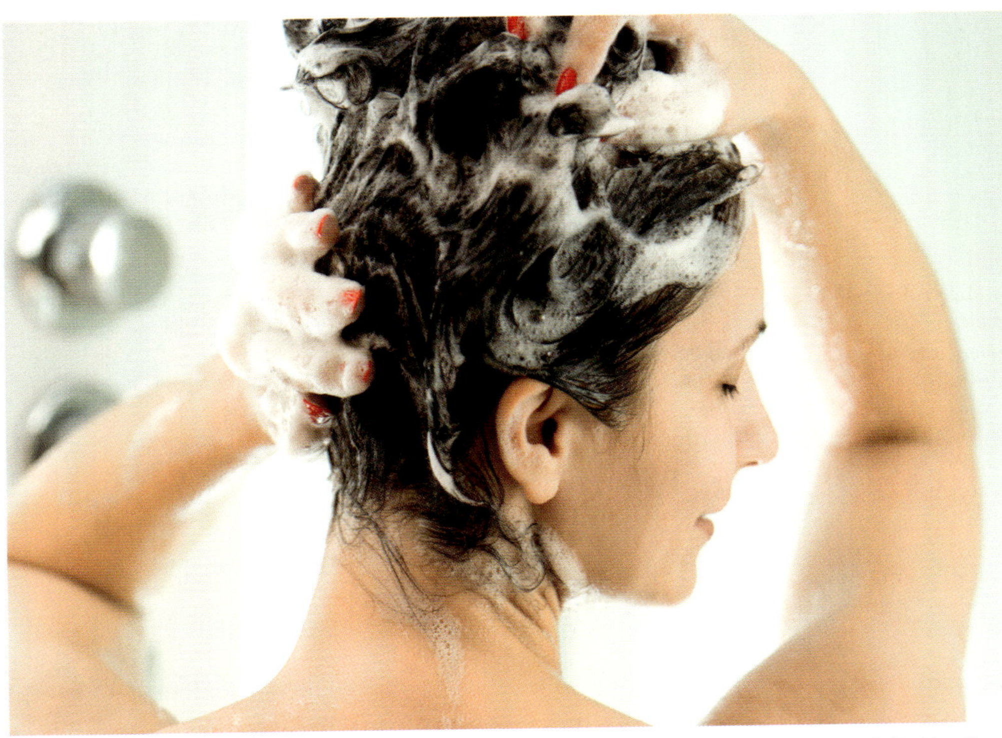

Shampoos reinigen das Haar und die Kopfhaut.

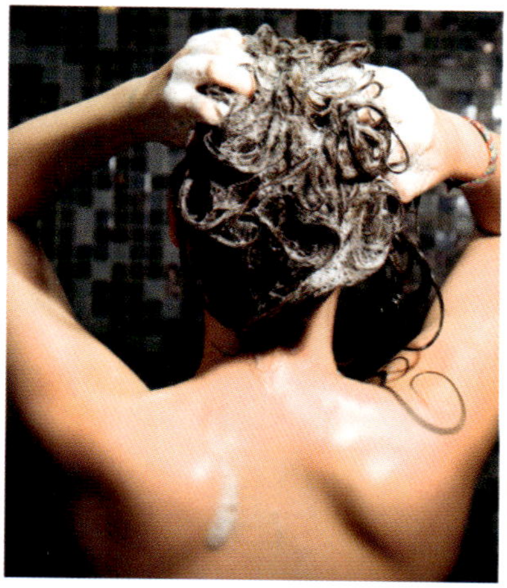

Oftmaliges Waschen lässt das Haar schneller nachfetten.

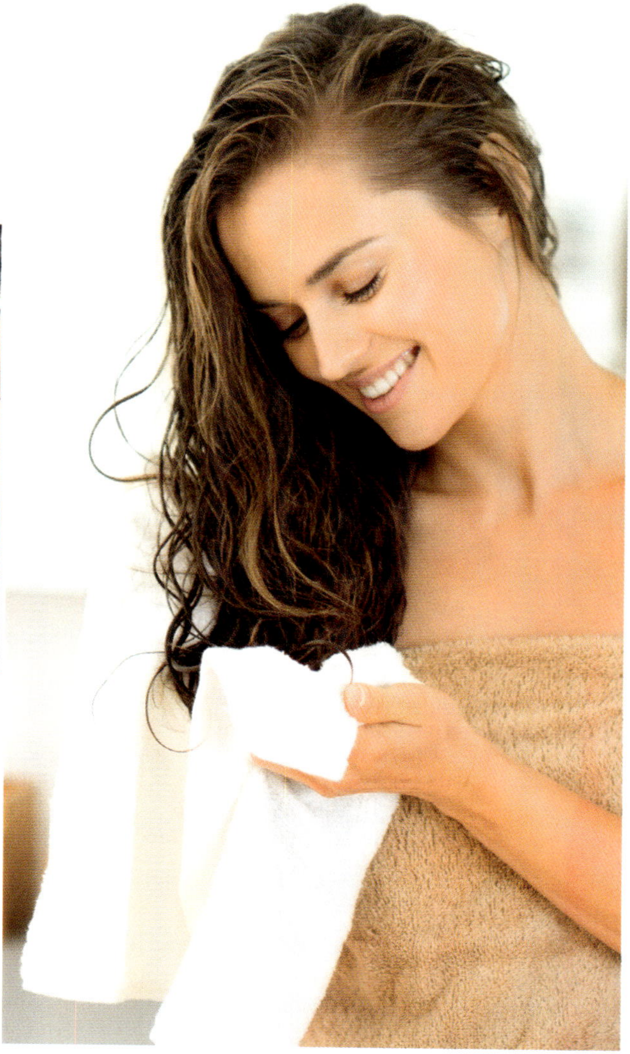

Drücken Sie Ihre Haare mit einem Handtuch gut aus – nicht rubbeln!

Parabene werden oft als Konservierungsmittel eingesetzt. Sie stehen im Verdacht, in den menschlichen Hormonhaushalt einzugreifen und schwere Krankheiten zu verursachen.

Wie oft Sie Ihre Haare waschen, liegt natürlich in Ihrem Ermessen und hängt auch von Ihren Haaren und ihrer Beschaffenheit ab. Allerdings sollten Sie bedenken, dass oftmaliges Waschen die Haare weit schneller nachfetten lässt. Durch das Waschen wird das Haar nicht nur von Schmutz befreit, sondern auch vom Haarfett, das es für die Geschmeidigkeit und den Glanz benötigt. Je öfter Sie Ihr Haar waschen, desto stärker produziert Ihr Körper das Haarfett nach – sehr bald befinden Sie sich in einem Teufelskreis. Es ist daher tatsächlich ratsam, das Haar nicht zu oft zu waschen (zwei- bis dreimal pro Woche, je nach individuellem Bedürfnis) und auch mal einen „Bad-Hair-Day" zu riskieren. Sie tun Ihrer Kopfhaut und Ihrem Haar damit definitiv etwas Gutes. Mit der Zeit werden die Waschintervalle langsam größer und das Gefühl, das Haar wäre fett, tritt erst später auf.

TIPP

Nasse Haare sind besonders empfindlich und brechen viel schneller ab als trockene. Gehen Sie mit ihnen nach dem Waschen daher besonders vorsichtig um und rubbeln Sie sie nicht mit dem Handtuch trocken, sondern drücken Sie sie nur darin aus und kämmen Sie sie entweder ganz vorsichtig oder bürsten Sie sie am besten erst nach dem Föhnen.

Der Conditioner verschließt die Schuppenschicht des Haares nach dem Waschen.

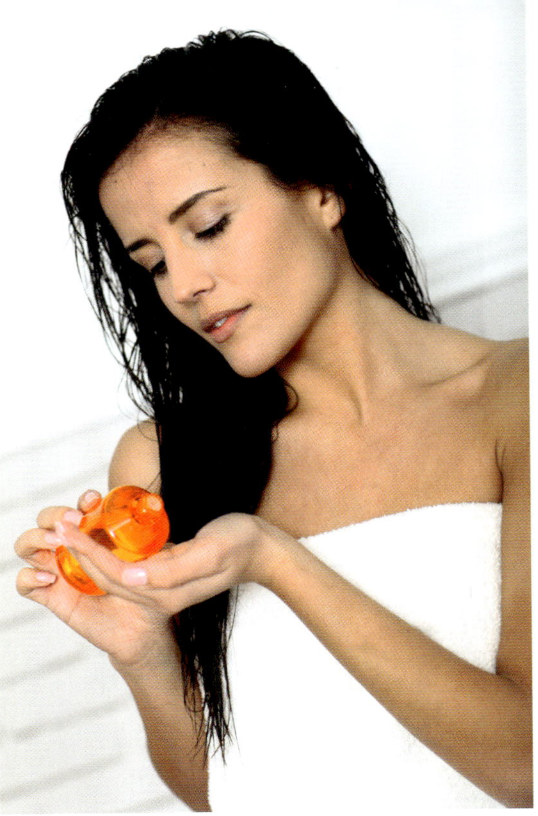

CONDITIONER

Jede Haarwäsche sollte mit der Verwendung des Conditioners als schnelle Pflege für das Haar abgeschlossen werden.

Das Shampoo reinigt das Haar und die Kopfhaut. Dabei öffnet es die Schuppenschicht des Haares, löst Ablagerungen und Schmutz heraus und entfernt das Haarfett. Durch das Öffnen der Schuppen ist das Haar empfindlich für Hitze, Kälte und Schadstoffe und es trocknet leichter aus. Der Conditioner hat die Aufgabe, die Schuppenschicht wieder zu verschließen und das Haar dabei mit Pflegestoffen und Feuchtigkeit zu versorgen, sodass es geschützt ist und keine Feuchtigkeit verliert. Es wird besser kämmbar, lädt sich nicht statisch auf und glänzt schön.

Es gibt Conditioner zum Ausspülen und so genannte Leave-In-Conditioner, die im Haar verbleiben.

TROCKENSHAMPOO

Trockenshampoo feiert in den letzten Jahren ein Revival. Die darin enthaltenen Silikate und Stärkemischungen nehmen überschüssiges Haarfett auf und lassen die Haare vorübergehend nochmal fluffig-frisch wirken. So hilft es Ihnen, Ihr Waschintervall um mindestens einen Tag, manchmal auch um bis zu drei Tage hinauszuzögern.

Auch für das Styling wird es sehr geschätzt, da es das Haar griffiger macht und so mehr Halt und auch Volumen gibt. Es macht das Haar auch geringfügig schwerer, sodass sich sehr feine bzw. frisch gewaschene Haare leichter stylen lassen.

HAARSPRAY

Haarspray macht eine fertige Frisur haltbarer, festigt sie und gibt dem Haar zusätzlichen Glanz. Besonders vorteilhaft für den Halt ist er bei ungünstigen Witterungsverhältnissen – wie starkem Wind oder Regen.

Er wirkt wie ein Haarnetz, das über das Haar gezogen wird. Seine Inhaltsstoffe werden bei der nächsten Wäsche einfach wieder ausgewaschen.

HERAUSFORDERUNGEN

FETTE HAARE

Fette Haare entstehen durch eine Überproduktion der Talgdrüsen der Kopfhaut. Das Haar greift sich dabei kurze Zeit nach dem Waschen schon wieder fett und schmierig an, hängt strähnig herunter und nimmt auch Gerüche leichter an. Fettes Haar kann genetisch vererbt, aber auch von Hormonschwankungen, Umwelteinflüssen, Stress, Krankheiten, zu oftmaligem Haarewaschen etc. verursacht werden.

Als Gegenmaßnahmen können weniger häufiges Waschen und die Verwendung von speziellen Anti-Fett-Shampoos und -Pflegeprodukten, die zwar viele Waschsubstanzen (Tenside), aber nur wenige oder gar keine Öle beinhalten, helfen. Auch Kräuterspülungen aus Kamille, Salbei oder Rosmarin können regulierend wirken.

TROCKENE HAARE

Sehr trockenes Haar tritt vor allem bei langem Haar auf. Es wird dann brüchig, neigt zu Spliss, verliert seinen Glanz und wirkt struppig und ungepflegt. Ursachen sind mitunter Veranlagung, zu häufiges Waschen mit Anti-Fett-Shampoos, aber auch die Tatsache, dass die unteren Bereiche von langen Haaren oft nicht genügend mit Haarfett versorgt werden können.

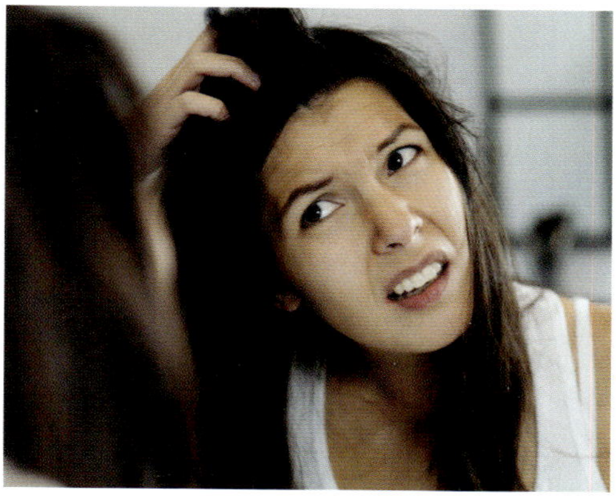

Trockenes Haar bringt seine Trägerin oft an den Rand der Verzweiflung.

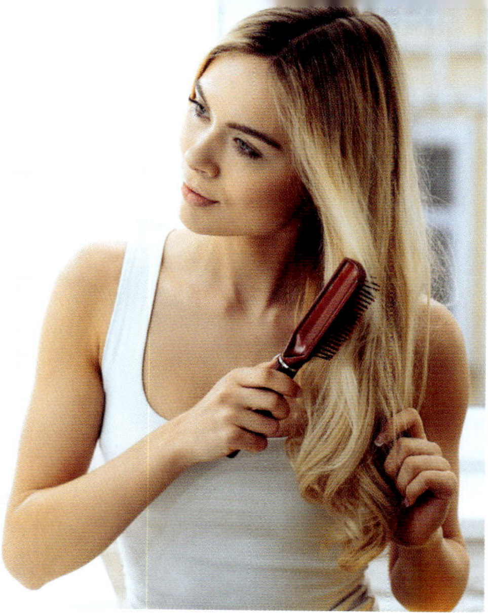

Regelmäßiges Bürsten regt die Talgproduktion der Kopfhaut an.

Spezielle Shampoos und Pflegeprodukte für trockenes Haar mit natürlichen Inhaltsstoffen versorgen es mit Feuchtigkeit. Ein größeres Waschintervall lässt es nicht so schnell austrocknen. Das regelmäßige Bürsten mit einer Bürste mit abgerundeten Borsten oder aus Naturhaar regt einerseits die Talgproduktion der Kopfhaut an und verteilt das produzierte Haarfett in die Längen. Auch Haarkuren können Abhilfe schaffen, sollen aber nicht zu oft angewandt werden.

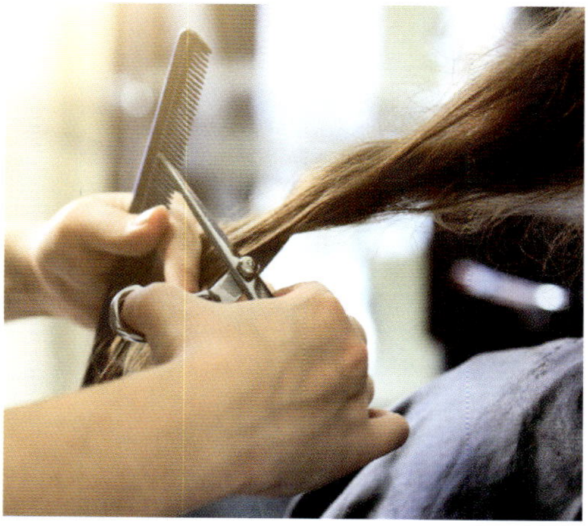

Bei Spliss hilft oft nur mehr der Griff zur Schere.

HAARBRUCH

Spröde, glanzlose und trockene Haare können auch sehr leicht brechen. Neben der Trockenheit können auch zu enge, einschneidende Haargummis oder zu häufiges Tönen oder Färben schuld daran sein. Durch mangelnde Elastizität oder auch mechanische Reize bricht das Haar einfach ab – das kann an den Spitzen, in der Mitte oder sogar am Ansatz passieren.

Bei starkem Haarbruch hilft eigentlich nur ein radikaler Haarschnitt, um die kaputten Haare zu entfernen, das geringere Gewicht lässt die Haare stabiler werden und eine aufbauende Pflege stärkt die nachwachsenden Haare. Diese radikale Lösung hilft aber nichts, wenn Sie die Ursachen des Haarbruchs nicht beseitigen. Wechseln Sie zu milderen Pflegeprodukten, verwenden Sie dickere Haargummis, vermeiden Sie scharfkantige Haarspangen und versorgen Sie Ihr Haar mit haaraufbauenden Pflegeprodukten, um die Elastizität und Widerstandskraft des Haars zu erhöhen.

SPLISS

Eine der größten Haar-Herausforderungen ist Spliss. Er geht oft mit Haarbruch einher, doch im Gegensatz dazu sind nur die Spitzen betroffen, die sich mehr oder weniger weit spalten. Die feinen, trocken abstehenden Enden sehen strohig, struppig und ungepflegt aus.

Spliss tritt vor allem bei längeren Haaren auf, die oft in den Längen unter Trockenheit leiden. Vergessen Sie nicht, dass die Spitzen von

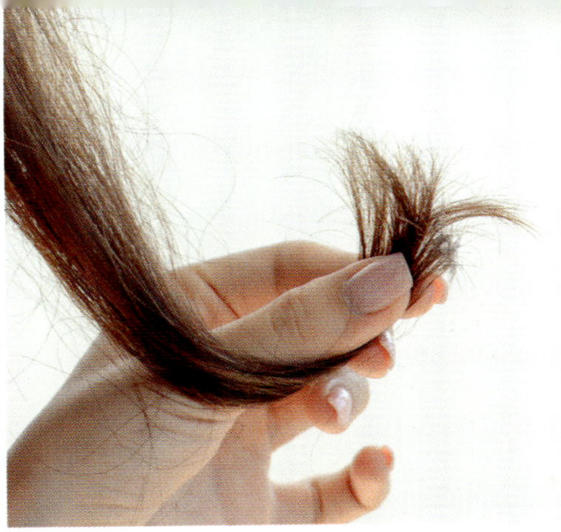

Spliss ist oft ein Problem von langen Haaren.

langen Haaren schon mehrere Jahre alt sind, einige Sommer mit Sonneneinstrahlung, Chlor- oder Salzwasser erlebt haben und daher auch entsprechend pflegebedürftig sind. Daneben gelten auch Hitze, wie von Föhn, Glätteisen oder Lockenstab, und mechanische Reizungen, wie das Reiben der Haare an der Kleidung, scharfe Bürsten oder Kämme, als weitere Ursachen von Spliss.

Spezielle Fluids gegen Spliss helfen zwar kurzfristig, da sie Silikone enthalten, die sich um die Spitzen legen und den Spliss besser verbergen. Aber langfristig führt kein Weg daran vorbei, mit einem Haarschnitt die betroffenen Haare zu kürzen und mit einer guten Haarpflege die Neubildung von Spliss zu verhindern.

SCHUPPEN

Wer unter starkem Schuppenbefall leidet, weiß, wie es sich anfühlt, wenn bei jeder Kopfbewegung die trockenen Hautschuppen vom Kopf rieseln und sich im Haar und auf der Kleidung verteilen. Umgekehrt gibt es aber auch den Befall mit fettigen Schuppen, die man weniger deutlich sieht. Beide Varianten werden manchmal auch von einem unangenehmen Juckreiz begleitet.

Schuppenbildung ist an sich völlig normal. Dabei werden alte Hautschuppen abgestoßen und lösen sich von der Kopfhaut. Normalerweise bemerkt man das kaum bis gar nicht. Beginnt es aber doch, verstärkt zu „rieseln", sollte man einerseits der Ursache auf den Grund gehen und sich bei starkem Befall tatsächlich in ärztliche Behandlung begeben.

Ursachen können eine zu trockene Kopfhaut, hormonelle Probleme, genetische Veranlagung, schlechte Ernährung, ein Pilzbefall oder auch eine zu große Belastung der Kopfhaut durch Pflegeprodukte sein.

Bei leichtem Schuppenbefall reicht als erste Maßnahme die Verwendung eines speziellen Anti-Schuppen-Shampoos, das besonders schonend ist und mit speziellen Zusätzen die Kopfhaut beruhigt und stabilisiert.

Bei starkem oder lang anhaltendem Schuppenbefall empfiehlt sich ein Besuch bei Ihrem Arzt, der Ihnen helfen wird, die Ursache zu finden, und das richtige Shampoo oder bei Bedarf auch Medikamente verschreibt.

STYLING

Damit Ihr Styling auch wirklich gelingt, sind nicht nur gesunde, glänzende Haare Voraussetzung, sondern auch die richtigen Hilfsmittel. Wie auch bei den Pflegeprodukten geben wir hier lediglich Empfehlungen ab. Jedes Haar ist anders, und mit welchem Hilfsmittel Sie letztlich Ihre Haare stylen, müssen Sie selbst ausprobieren. Es wird natürlich nicht ausbleiben, dass Sie mitunter mit einer Bürstenform nicht so gut zurechtkommen oder eine Haarspange in Ihrem Haar nicht so gut hält, aber mit ein bisschen Testen finden Sie sicher die perfekte Ausrüstung für Ihr tägliches Styling.

Wir haben in diesem Buch die hochwertigen Produkte und Accessoires von PARSA benutzt, aber natürlich können Sie auch andere Produkte Ihrer Wahl verwenden. Hochwertige professionelle Stylingprodukte erleichtern das Stylen und schützen gleichzeitig das Haar vor Bruch und Spliss. So wird das Styling zum Kinderspiel!

BÜRSTEN UND KÄMME

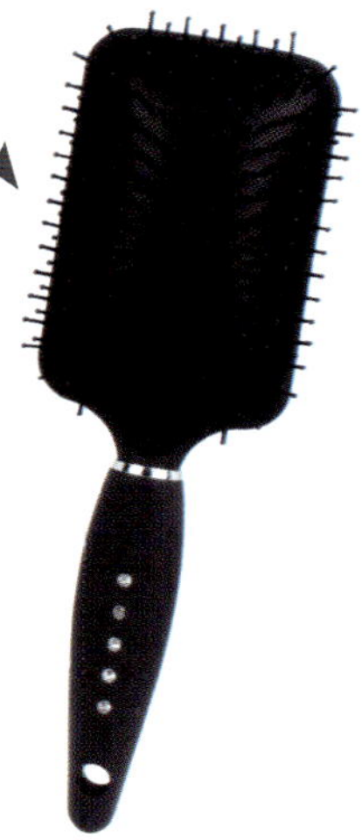

Die Grundausstattung für jedes Styling fängt mit einem Satz Bürsten an. Am Markt gibt es für jede Stylingtechnik eigene Bürsten und Kämme, mit denen Sie ein optimales Ergebnis erzielen. Die Wahl der Bürste und des Kammes ist mindestens so wichtig wie die Wahl von Shampoo oder Conditioner, da Sie diese Produkte mehrmals täglich zum Entwirren der Haare, zum Föhnen und Stylen verwenden. Verwenden Sie eine Bürste oder einen Kamm, der nicht zu Ihrer Haarstruktur, Ihrer Frisur oder Ihren Stylings passt, kann im schlimmsten Fall Ihr Haar stark strapaziert oder sogar geschädigt werden. Welche Bürste wofür verwendet wird, zeigen wir hier.

PROFI ENTWIRR-WUNDER – ZIEPEN WAR GESTERN!

Wer kennt das nicht? Gerade nach dem Waschen sind die Haare besonders verknotet und es ist ausgesprochen schwer, sie zu entwirren. Verzweifelt versucht man, die kleinen Knötchen herauszubürsten. Wenn man hängenbleibt, ziept es und schmerzt und manchmal muss sehr viel Kraft aufgewendet werden - mit der Folge, dass man sich eine Menge Haare selbst ausgerissen hat.

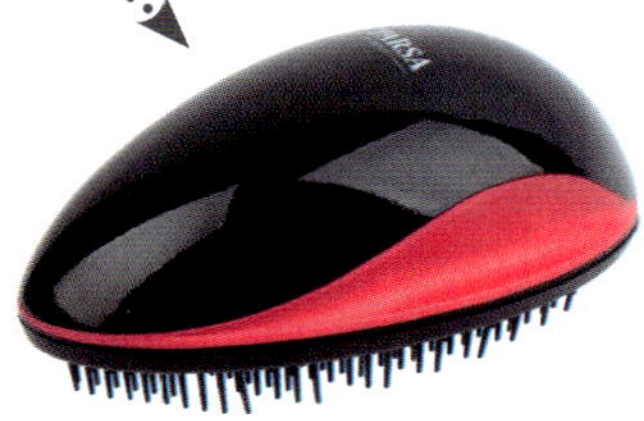

In diesem Fall können spezielle Bürsten, wie z. B. das PARSA Entwirr-Wunder, helfen. Es entwirrt Ihre Haare im Handumdrehen ohne lästiges Reißen und Ziepen. Die speziell angeordneten Kunststoffstifte sind flexibel und gleiten mühelos durch nasses und auch durch trockenes Haar, sodass die Knoten ganz leicht entfernt werden und Sie Ihre Haare schonend und ohne Schäden entwirren können. Besonders praktisch ist, dass es diese Bürste auch im Pocket-Format für die Handtasche gibt, sodass Sie auch unterwegs schnell mal Ihre Haare durchbürsten und entwirren können.

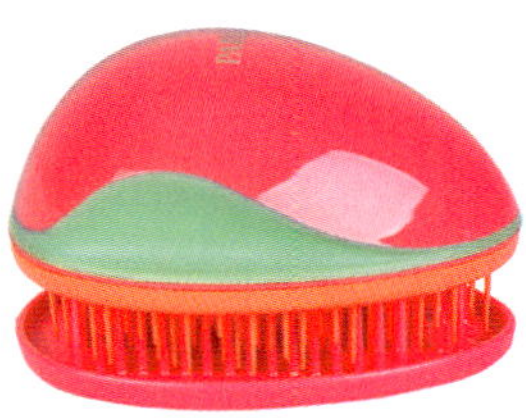

PROFI ULTRA LIGHT HITZESCHUTZBÜRSTE FÜR VOLUMINÖSE STYLES

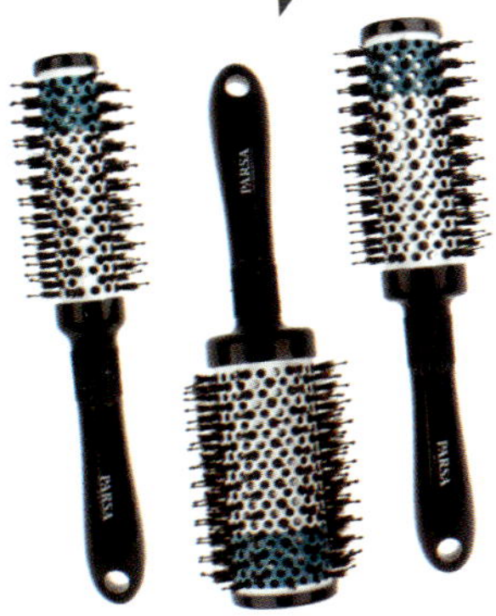

Gerade für die Damen, die eher dünnes Haar haben, ist es besonders wichtig, mehr Volumen ins Haar zu bekommen, damit die Stylings auch richtig schön wirken und nicht fad und glanzlos herunterhängen oder zusammenfallen. Dafür gibt es spezielle Rundbürsten, mit denen Sie beim Föhnen extra Volumen ins Haar bekommen. Je nachdem, wie viel Volumen Sie sich wünschen bzw. ob Sie richtige Löckchen föhnen möchten, gibt es diese Bürsten in unterschiedlichen Größen.

Die Ultralight Rundföhnbürste von PARSA hat neben der Funktion, dem Haar Volumen zu geben, noch eine Extra-Funktion: Wenn beim Föhnen die Hitze, die auf das Haar einwirkt, zu hoch, ist, verfärbt sich der eigentlich blaue Thermo-Kontrollstreifen rot. So können Sie sofort erkennen, wann Sie mit dem Föhn mehr Abstand halten müssen, um das Haar nicht zu schädigen. Diese Bürste besitzt einen Alukörper mit Keramikbeschichtung, der eine hohe Hitzeleitfähigkeit hat und die Föhnwärme gleichmäßig verteilt.

ALUMINIUM RUNDFÖHNBÜRSTE FÜR VOLUMINÖSE STYLES

Als Alternative können Sie auch diese Rundföhnbürste verwenden. Ihr Aluminiummantel nimmt die Föhnwärme auf und gibt sie gleichmäßig für viel Volumen und natürliche Wellen ans Haar weiter. Die eingearbeiteten Luftlöcher im Aluminiummantel ermöglichen eine gute Luftzirkulation, sodass Ihre Haare besonders schnell trocknen.

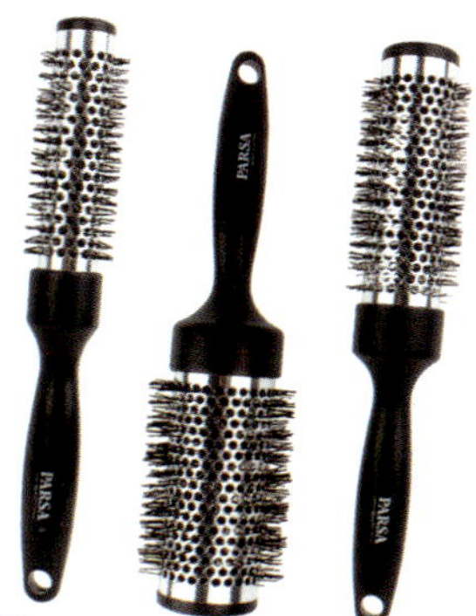

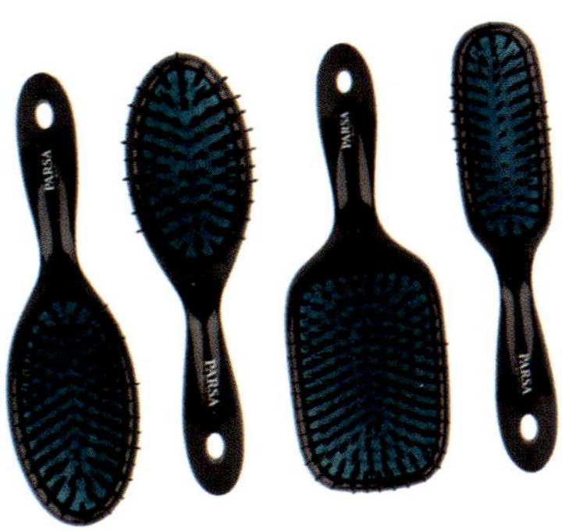

PROFI ULTRA LIGHT STYLINGBÜRSTE FÜR GLANZ & STYLING

Für viele Stylings brauchen Sie keine Rundbürste, sondern eine flache Bürste. Sie ist neben dem vorbereitenden Bürsten für ein tolles Styling auch die Bürste der Wahl für das tägliche Bürsten am Morgen. Sie entwirrt Ihre Haare schonend und befreit Sie von der nächtlichen Unordnung. Diese Bürste empfiehlt sich auch besonders bei dünnem Haar, das gern fliegt, da ihre Stifte der statischen Aufladung vorbeugen. Ihre Wildschweinborsten verteilen das natürliche Haarfett gleichmäßig bis in die Spitzen, sodass das Haar gleichzeitig gepflegt wird und einen einzigartigen Glanz bekommt.

PROFI FARBSCHUTZBÜRSTE FÜR BRILLANTE FARBEN

Eine Neuheit auf dem Bürstenmarkt ist die Farbschutzbürste von PARSA, die speziell für coloriertes Haar empfohlen wird. Ihre Wildschweinborsten, die mit Ceramiden angereichert sind, verlängern die Farbfrische von coloriertem Haar und verleihen ihm besondere Farbbrillanz und strahlenden Glanz. Ihre ionen-negativ beschichteten Kunststoffstifte reduzieren außerdem die statische Aufladung und verhindern fliegende Haare, sodass sie sich auch für Damen mit besonders dünnem coloriertem Haar bestens eignet. Nebenbei zaubert sie Fülle und Volumen ins Haar und ist damit für viele Stylings geeignet.

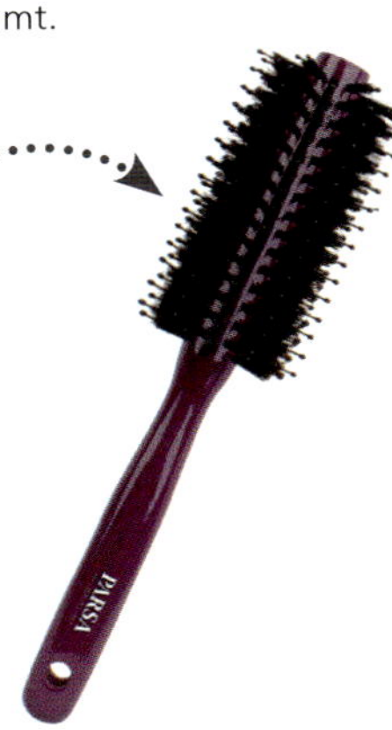

TOUPIERBÜRSTEN

Bei einigen Frisuren in diesem Buch wird toupiert. Dabei wird eine Strähne des Haares weggehalten und mit der Toupierbürste einige Male in Richtung Kopfhaut gebürstet. So bekommen Sie im Handumdrehen Volumen in Ihr Haar. Spezielle Bürsten oder Kämme erleichtern das Toupieren und verhindern die Bildung von lästigen Knötchen.

Die Toupierbürste, die wir hier (ab S. 110 ff.) verwendet haben, hat zusätzlich einen langen Stiel, der ideal zum Abteilen der Haarsträhnen ist. Mit der schmalen Bürste können Sie kontrolliert toupieren und Ihre Frisur stylen, sodass Sie in kürzester Zeit Struktur und Volumen in Ihrem Haar haben. Diese Bürste besteht sowohl aus Nylon- als auch aus Wildschweinborsten, die das Haar zusätzlich pflegen und ihm Glanz verleihen.

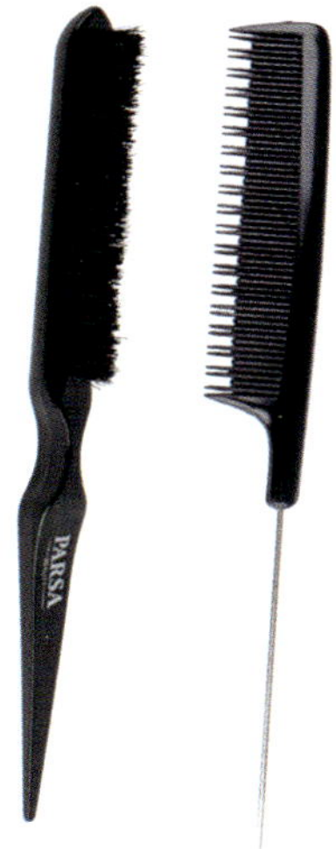

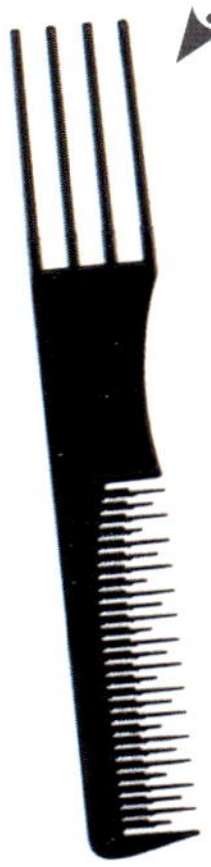

TOUPIERKÄMME FÜR VOLUMINÖSE STYLINGERGEBNISSE!

Auch bei den Toupierkämmen gibt es eine große Auswahl. Wir haben hier einen mit einer Metallnadel verwendet, die das Abteilen der Strähnen besonders erleichtert. Die unterschiedlich langen Zähne ermöglichen es, auch den Haaransatz professionell aufzutoupieren. Wie er angewendet wird, sehen Sie auf S. 68.

Der Gabeltoupierkamm ermöglicht durch seine Zinken ein besonders gleichmäßiges Abteilen der Haarsträhnen. Auch er hat unterschiedlich lange und abgerundete Zähne, um Haar und Kopfhaut möglichst schonend zu behandeln.

Egal, für welchen Kamm Sie sich letztendlich entscheiden – wichtig sind abgerundete Zähne, die ein möglichst haar- und kopfhautschonendes Styling ermöglichen.

PROFI-CARBON-KÄMME – SCHLUSS MIT FLIEGENDEN HAAREN!

Auf dem Sektor der Kämme gibt es wie bei den Bürsten eine unüberschaubar große Auswahl, um für jedes Haar den passenden Kamm anzubieten.

Dieser Kamm hier beinhaltet sogar eine Carbonfaser, die Sie bei den vielfältigsten Stylings unterstützt. Da sie besonders widerstandsfähig ist, hält sie selbst höchster Föhnhitze stand. Sie wirkt antistatisch und beugt damit fliegendem Haar vor. Damit ist dieser Kamm besonders für Damen mit dünnem Haar, das besonders leicht fliegt, geeignet.

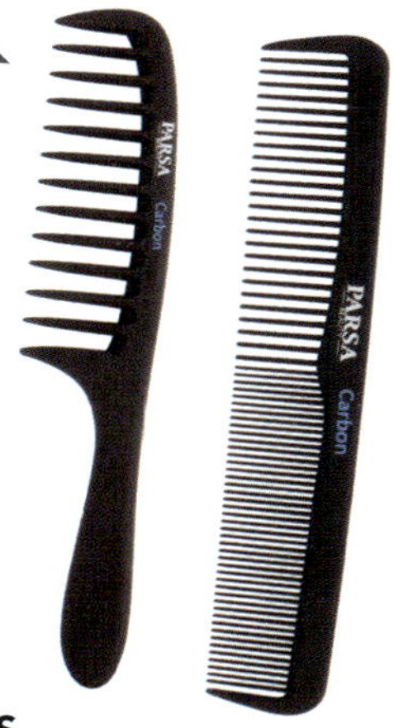

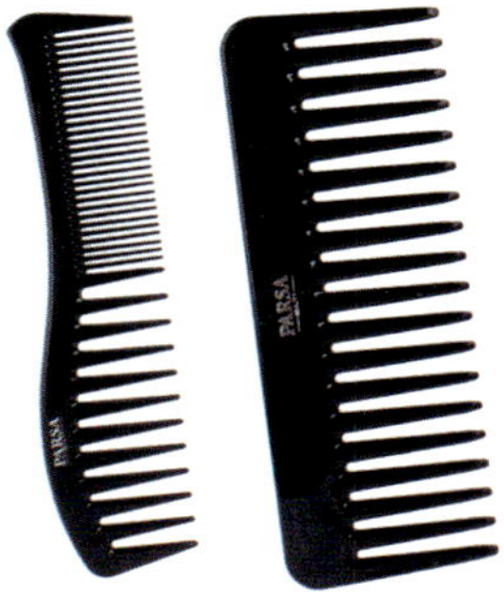

ESSENTIALS KÄMME – PERFEKTES HAARSTYLING LEICHT GEMACHT!

Der Strähnenkamm dieser Produktreihe eignet sich besonders für Damen mit dickem oder gewelltem (auch dauergewelltem) Haar, da die breiten Zinken leicht durch das Haar gleiten und Wellen oder Locken durch das Kämmen nicht zerstören, sondern sanft in Form bringen.

Der Stylingkamm vereinigt beides – breite und enge Zinken –, sodass er sich perfekt für das tägliche Styling eignet. Mit den breiten Zinken können Sie Ihr Haar zuerst locker entwirren und durchkämmen, während die feine Zahnstruktur dann beim Styling wertvolle Hilfe leistet.

STYLING-HELFERLEIN FÜR BESONDERE FRISUREN

Dutt, Banane, ein französischer Zopf oder ein besonders voluminöser Pferdeschwanz sehen unheimlich kompliziert aus, sodass sich viele Damen gar nicht drübertrauen. Mit den Helferlein, die wir hier im folgenden Abschnitt vorstellen, werden diese klassischen Frisuren zum Kinderspiel. Vorbei ist das stundenlange frustrierende Üben, um es irgendwann entnervt aufzugeben und doch wieder die x-beliebige Alltagsfrisur zu machen. Wir zeigen Ihnen, wie einfach Sie mit diesen Helferlein die schönste Frisur zaubern können – sowohl für den gepflegten Alltag als auch für den großen Auftritt am Abend.

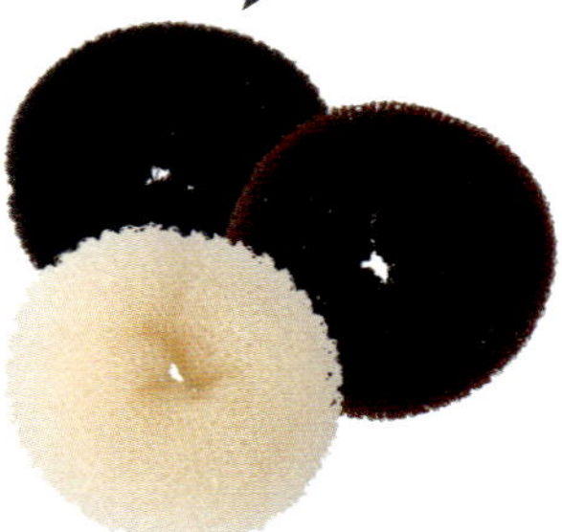

HAAR-DONUT – DER KLASSISCHE DUTT IM HANDUMDREHEN SELBST GEMACHT!

Mithilfe des Haar-Donuts lässt sich im Handumdrehen ein klassischer Dutt stylen. Als ersten Schritt machen Sie sich einen hohen Pferdeschwanz und fixieren ihn mit einem Haargummi. Den Pferdeschwanz ziehen Sie durch den Haar-Donut, legen Ihre Haare gleichmäßig um den Donut herum und fixieren alles mit einem Haargummi, den Sie um den Donut legen. Je nachdem, wie lang Ihre Haare sind, legen Sie die Haarenden um den Donut herum und befestigen Sie sie mit Haarnadeln. Fertig ist der klassische Dutt! Wie einfach seine Handhabung ist, sehen Sie auf den S. 72 ff. und 112 ff.

BANANEN-STYLER – ELEGANTER LOOK EINFACH SELBST GEZAUBERT!

Welche Frau mit halblangen oder langen Haaren hat nicht auch schon mal von der klassischen „Banane" geträumt? Hollywood-Schönheiten machen es immer wieder vor und zeigen diese glamouröse Frisur auf dem roten Teppich. Viele Frauen trauen sich allerdings nicht zu, diese Frisur zuhause selbst zu machen, weil sie davon ausgehen, dass sie schwer zu stylen ist. Wie einfach Sie mit dem Bananen-Styler diese klassische Frisur zaubern können, zeigen wir Ihnen hier. Die Fixiernadel herausnehmen und die Haare durch den Bananen-Styler ziehen. Der Styler muss senkrecht stehen. Anschließend die Haare von der Spitze weg bis zum Kopf straff aufwickeln und zum Befestigen die Fixiernadel von oben einschieben. Und fertig ist die klassische Banane!

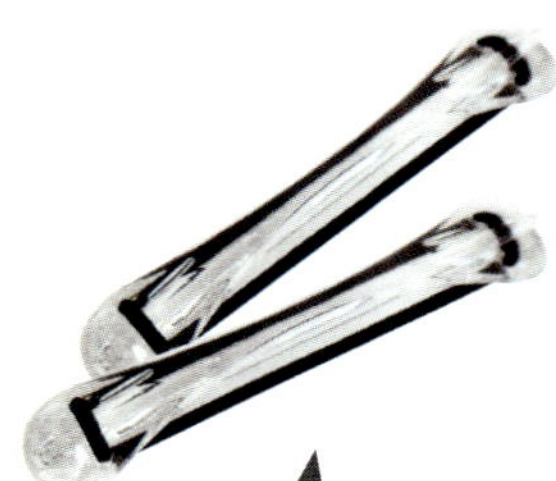

VOLUMEN-WUNDER – VOLUMINÖSES HIGHLIGHT

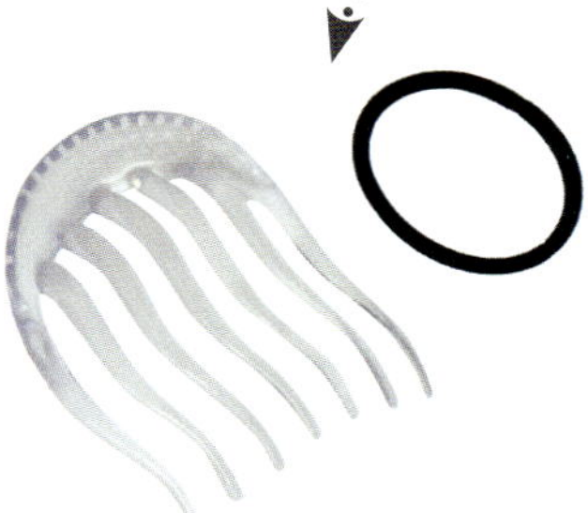

Eine sehr elegante Variante für Ihren Pferdeschwanz ermöglicht das Volumen-Wunder. Damit gelingen Ihnen Frisuren im Stil der 1960er-Jahre, in denen toupierte, voluminöse Stylings besonders modern waren. Mit dem Volumen-Wunder ersparen Sie sich allerdings das Toupieren und können im Handumdrehen einen raffinierten voluminösen Pferdeschwanz stylen.

Binden Sie Ihren Pferdeschwanz wie gewohnt und sichern Sie ihn mit einem Haargummi. Klappen Sie den Pferdeschwanz nach oben, stecken Sie das Volumenwunder hinter dem Haargummi in den Pferdeschwanz und schieben ihn vorsichtig der Kopfhaut entlang nach unten. Zuletzt lassen Sie Ihren Pferdeschwanz gleichmäßig über das Volumenwunder fallen und fertig ist eine voluminöse Frisur im Stil der Sechziger!

HAARSTYLER FÜR DEN PERFEKTEN LOOK!

Der Pferdeschwanz ist eine der einfachsten „Geht-immer-Frisuren". Er passt eigentlich fast zu jedem Anlass und versteckt an einem Bad-Hair-Day auch mal das fehlende Styling ganz gut. Wer ein bisschen Abwechslung auf seinen Pferdeschwanz bringen möchte, dem empfehlen wir den Haarstyler, der besonders einfach eine modische Variante des klassischen Pferdeschwanzes ermöglicht.

Binden Sie einen Pferdeschwanz und fixieren Sie ihn mit einem Haargummi. Stecken Sie die Spitze des Haarstylers von oben hinter den Haargummi in Ihren Pferdeschwanz und ziehen Sie den Pferdeschwanz durch die Schlaufe. Nun ziehen Sie an der Spitze des Haarstylers den Pferdeschwanz durch die Haare nach unten durch. Falls erforderlich können Sie die Frisur durch Ziehen am Pferdeschwanz noch straffen. Fertig!

Wie vielseitig sein Einsatz ist, sehen Sie auf den S. 33 ff., 97 f. und 117 ff.

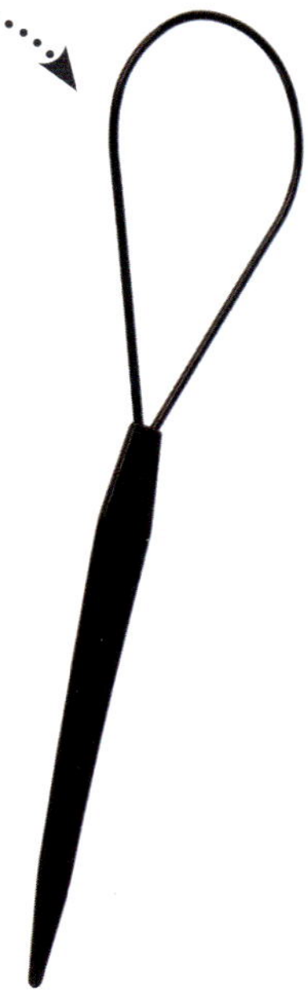

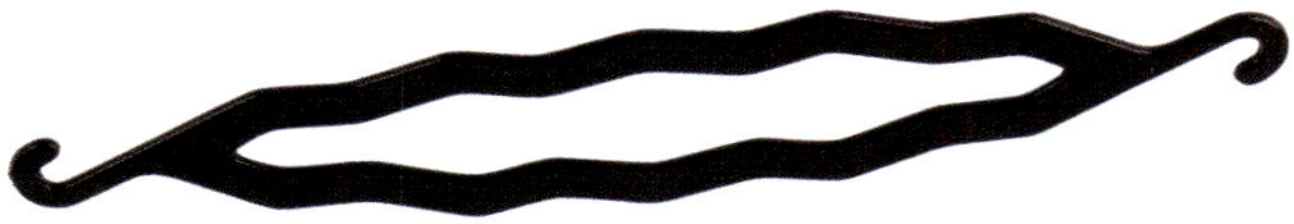

KNOTEN-HAARSTYLER – KLASSISCHER HAARKNOTEN IM HANDUMDREHEN SELBST GEMACHT

Eine elegante und zu vielen Gelegenheiten passende Frisur ist der klassische Haarknoten im Nacken. Er eignet sich sowohl für ein wichtiges Business-Meeting als auch als Ergänzung zu einem eleganten Outfit, wenn Sie abends in ein teures Restaurant ausgeführt werden oder ins Theater gehen.

Ziehen Sie Ihre Haare durch den Knoten-Haarstyler. Er muss dabei waagrecht gehalten werden. Drehen Sie Ihre Haare nun von der Spitze bis möglichst nahe zum Kopf nach innen auf den Haarstyler auf. Zuletzt haken Sie die beiden Enden des Haarstylers nach oben ein. Eventuell abstehende Haare können Sie zuletzt mit Haarnadeln feststecken. Fertig ist der elegante Haarknoten. (Siehe S. 55 ff.)

ZOPF-WICKLER – MIT WENIGEN HANDGRIFFEN ZUM STYLISCHEN ZOPF

Sehr modern ist es, dass man bei einem Pferdeschwanz den Haargummi nicht mehr sieht. Dafür wird eine Haarsträhne aus dem Pferdeschwanz genommen, um den Haargummi gewickelt und das Ende mit Haarnadeln festgesteckt. Wie es einfacher und vor allem morgens auch schneller geht, zeigen wir hier.

Zuerst binden Sie die Haare zu einem Pferdeschwanz und fixieren ihn mit einem Haargummi. Lassen Sie dabei aber eine Strähne im Nacken lose herunterhängen. Stecken Sie nun den Zopf-Wickler von oben durch den Haargummi und den Pferdeschwanz. Wickeln Sie nun die lose Haarsträhne mehrmals um den Haargummi, bis er vollständig verdeckt ist. Das Ende der Strähne legen Sie in die Öse des Zopf-Wicklers und ziehen den Zopf-Wickler durch den Pferdeschwanz. Das Ende der Haarsträhne ist damit im Pferdeschwanz versteckt und Ihre Frisur hält ohne Haarnadeln fest und sicher!

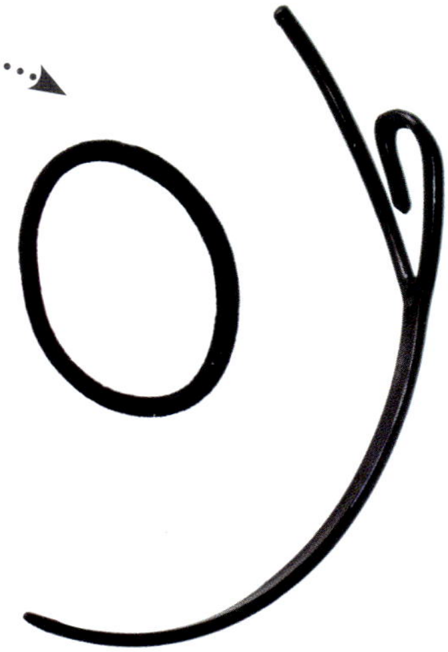

FLECHTHELFER – FRANZÖSISCHER ZOPF LEICHT GEMACHT!

Der französische oder eingeflochtene Zopf bildet die Oberliga der Flechtfrisuren. Das Hinzunehmen immer neuer Strähnen zu den schon bestehenden drei Flechtsträngen erfordert ein intensives Üben und sehr viele Damen lassen diesen Zopf am liebsten von der besten Freundin oder einer anderen Helferin flechten, damit er schön regelmäßig wird und gekonnt aussieht.

Mit dem Flechthelfer gibt es ein Helferlein, sodass die beste Freundin – zumindest für den französischen Zopf – nicht mehr benötigt wird. Damit können Sie zukünftig den eingeflochtenen Zopf selbst flechten. Und er wird perfekt sein!

Legen Sie den Flechthelfer am Oberkopf an und teilen Sie die erste Haarsträhne ab. Legen Sie sie in die erste Schlaufe des Flechthelfers und platzieren Sie sie dann dahinter. Nehmen Sie die zweite Haarsträhne von der anderen Seite und verfahren Sie wie bei der ersten Strähne. Nun im Wechsel einmal von links und von rechts eine Haarsträhne in das Helferlein legen. Zuletzt flechten Sie die restlichen Haare ganz normal weiter und befestigen den Zopf mit einem Haargummi. Der Flechthelfer bleibt den Tag über im Zopf und garantiert einen perfekten Halt. Fertig ist der französische Zopf und Sie können fortan den Tratsch mit Ihrer besten Freundin anstatt beim Haareflechten beim Kaffeetrinken halten!

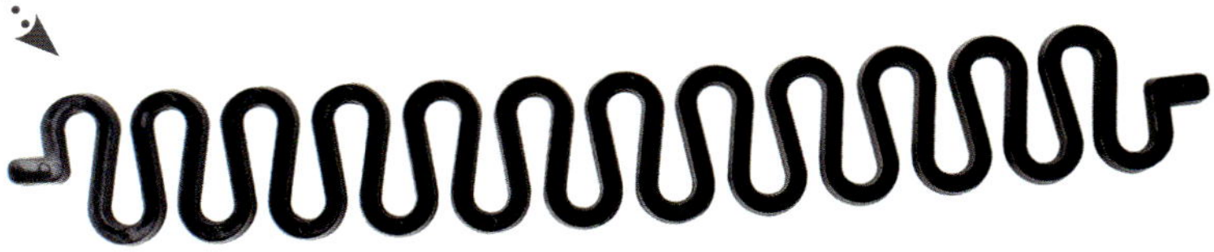

HILFSMITTEL ZUM FIXIEREN IHRER FRISUR

VERSCHIEDENE ZOPFHALTER HAARGUMMI

Der Klassiker unter den Zopfhaltern ist sicher der Haargummi. Ihn gibt es in nahezu jeder Stärke, Farbe und Machart – auch hier ist es wieder wichtig, bei der Auswahl einige Dinge zu beachten.

Ganz allgemein sollten Sie darauf achten, dass Ihre Haargummis metallfrei sind. Früher hatten die Haargummis oft metallene Verbindungsstücke zwischen den Enden, in denen sich die Haare verfangen konnten und mit denen man sich einzelne Haare aus- bzw. abreißen konnte. Heute gibt es schon so viele verschiedene metallfreie Modelle, dass Sie auf diese Haargummis besser verzichten sollten.

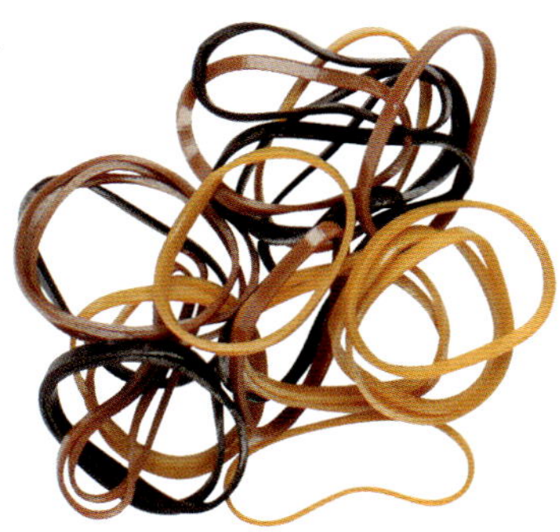

Überlegen Sie auf jeden Fall auch, wo an Ihrem Haar sie den Haargummi anwenden möchten. Verwenden Sie ihn am Ansatz, um einen Pferdeschwanz zu halten, und haben Sie noch dazu dickes Haar, ist es wichtig, einen möglichst breiten Gummi auszuwählen, damit er Ihre Haare nicht brechen lässt. Wenn Sie ihn an Ihren Spitzen als Abschluss einer Flechtfrisur verwenden möchten oder nur einzelne Strähnen damit fixieren wollen, empfehlen wir einen möglichst dünnen Haargummi, den man dann auch kaum sieht. Auch wenn Sie dünnes Haar haben, können Sie ruhig etwas dünnere Haargummis verwenden, da die dicken bei dünnem Haar oft schlecht halten.

Es gibt natürlich auch Haargummis, die besonders festen Halt, zum Beispiel für Hochsteckfrisuren, versprechen. Wie überall beim Thema Haare gilt auch hier: Probieren Sie aus, welche Haargummis auf Ihren Haaren am besten halten. Jedes Haar ist anders, ist glatter oder rauer, dicker oder dünner, und jede Trägerin ist anders; die eine möchte ihre Haare möglichst straff gehalten wissen, andere Damen bevorzugen es, wenn der Pferdeschwanz etwas lockerer sitzt, sodass nicht so viel Spannung auf die Kopfhaut ausgeübt wird. Erlaubt ist, was gefällt und gewünscht wird, sodass Sie ganz individuell für sich aussuchen sollten.

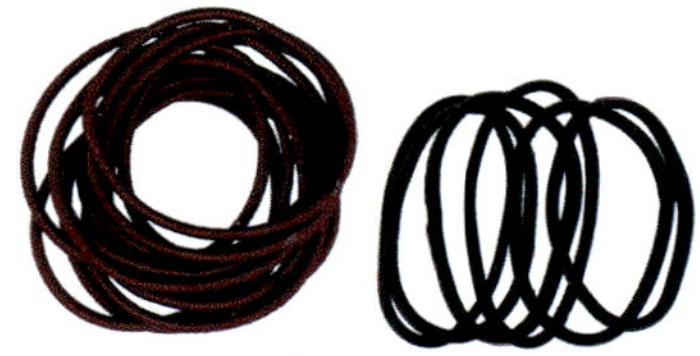

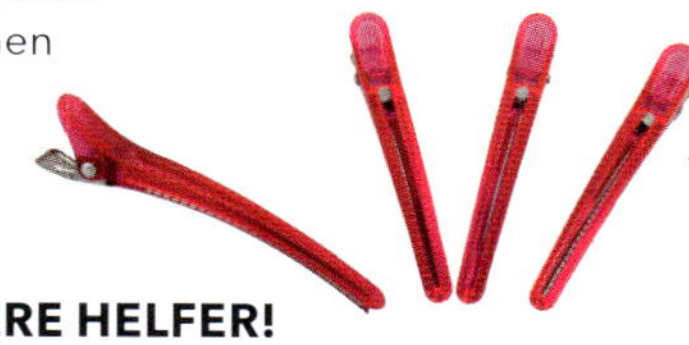

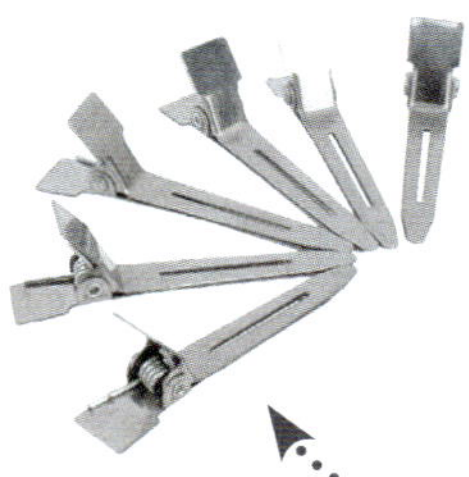

FRISIER-HAARCLIPS ODER HAARKLAMMERN – CLEVERE HELFER!

Diese kleinen Helferlein sind unverzichtbar für ein professionelles Styling. Sie erleichtern das Abteilen der Haare, um einzelne Partien zu föhnen, zu glätten oder zu stylen, und halten die Strähnen, die Sie gerade nicht brauchen, zuverlässig zur Seite.

CURLY LOOPS

Die Curly Loops sind eine Neuheit der letzten Jahre. Diese Spiralen aus Plastik werden wie ein Haargummi verwendet, sind dabei besonders haarschonend und hinterlassen auch nach stundenlangem Tragen keine Abdrücke auf den Haaren. Durch ihre besondere Form halten Sie den Zopf besonders gut und ziepen beim Abnehmen nicht. Wie Sie die Curly Loops bei Ihrem Styling verwenden können, sehen Sie ab S. 94 ff. und 97 ff.

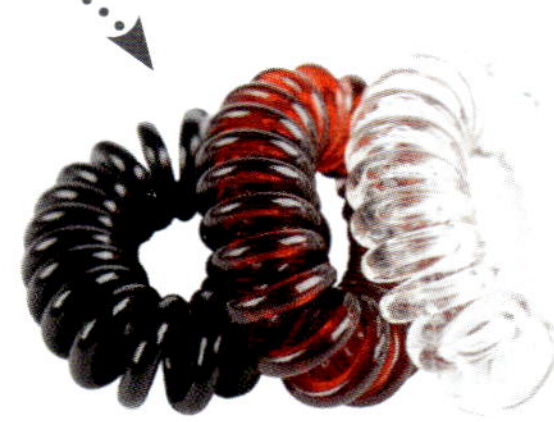

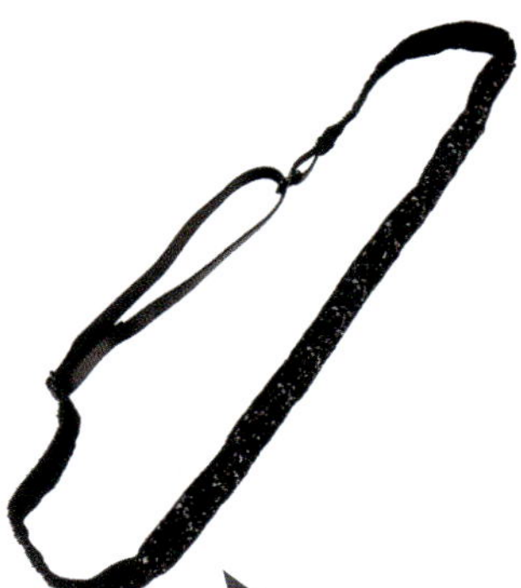

SCHMUCK FÜRS HAAR

HAARBAND

Sportler, wie z. B. Fußballer mit längeren Haaren, aber auch viele Schauspielerinnen und Sängerinnen machen es vor: das Haarband erlebt eine Renaissance.

Es kann auf verschiedene Weisen kombiniert werden. Im offenen Haar hält es, ähnlich wie ein Haarreifen, die Strähnen aus dem Gesicht. Durch seine Weichheit und Flexibilität passt es sich jeder Kopfform an, sodass Sie beim Tragen kein Kopfweh bekommen. Mit einem Pferdeschwanz kombiniert, wird es zu einem modischen Accessoire, das auch einen Bad-Hair-Day gekonnt versteckt. Und es lässt sich auch für viele stylische und festliche Frisuren verwenden, wie Sie auf S. 47 ff. sehen können.

EXKLUSIVER HAARSCHMUCK ALS ELEGANTER HINGUCKER

Haarschmuck ist der Höhepunkt Ihrer Frisur. Ob Sie wie Kaiserin Sisi weiße Röschen im Haar tragen, Ihre Frisur mit Haarnadeln mit Strasssteinchen fixieren oder zarte Spiralen der Hingucker werden, bleibt Ihnen und Ihrer Lust und Laune überlassen. Wie Sie auf S. 35 ff., 50 ff., 65 ff., 81 ff., 87 f. sehen können, vollendet Haarschmuck eine Frisur und macht sie zu etwas Außergewöhnlichem.

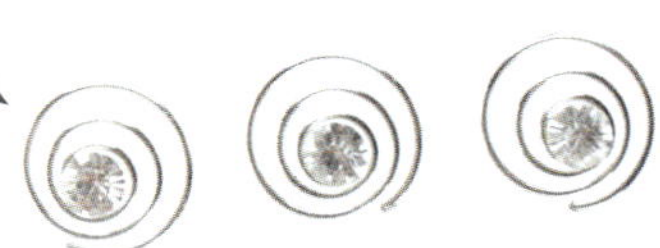

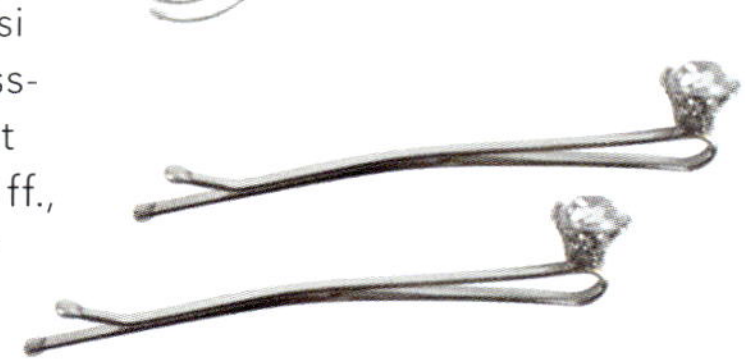

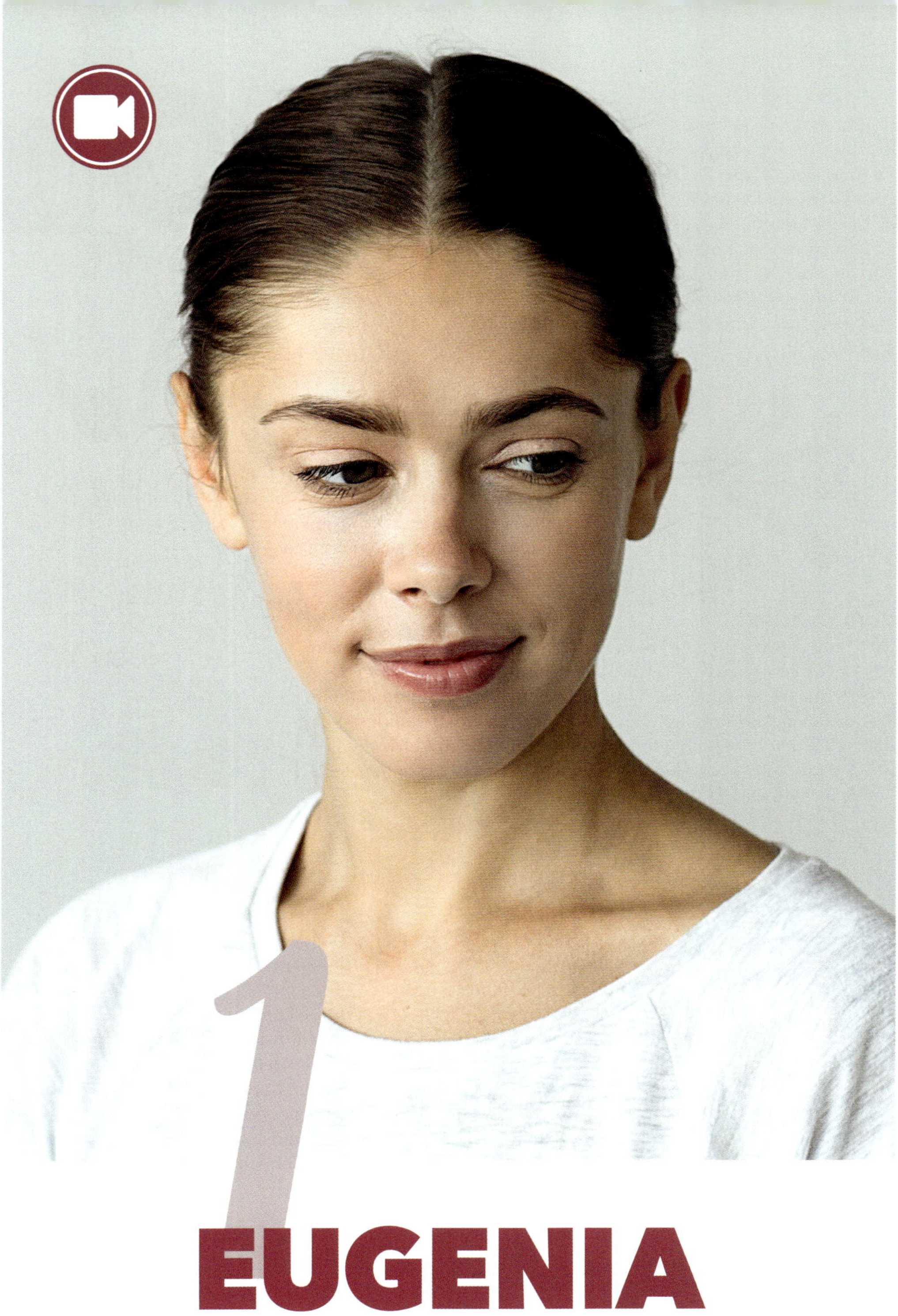

1 EUGENIA

Eine elegante Frisur, die Sie sowohl zum Alltagsoutfit als auch im Büro tragen können.

SCHWIERIGKEITSGRAD: EINFACH. ZEITAUFWAND: 5–10 MINUTEN. **

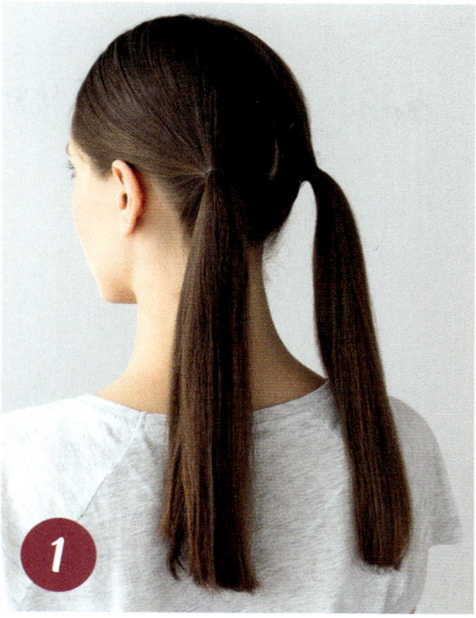

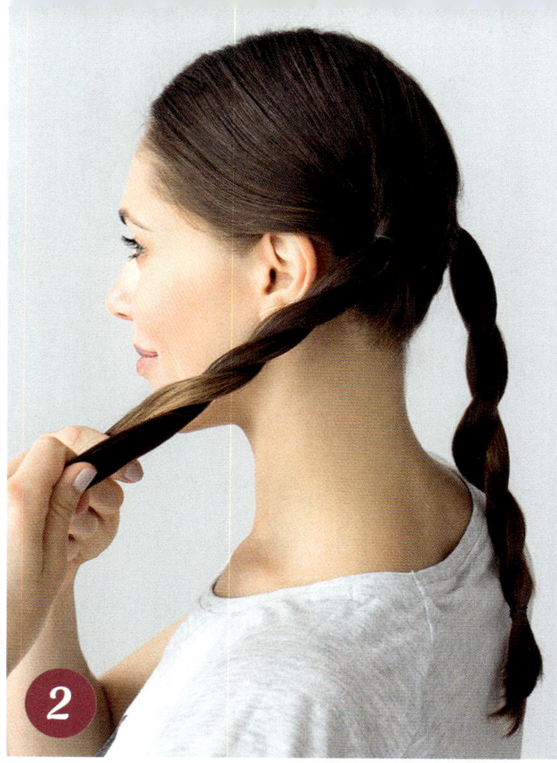

passt immer!
**

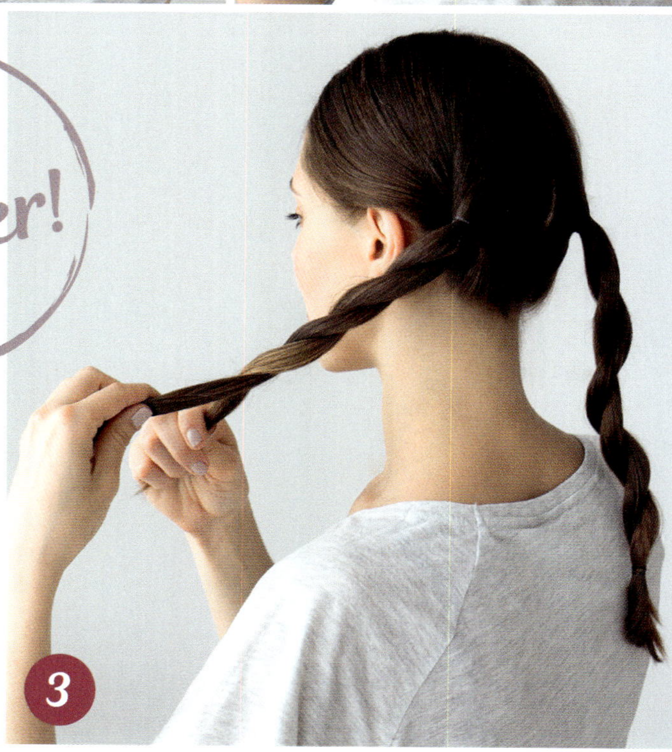

SCHRITT 1: Teilen Sie die Haare mithilfe eines Mittelscheitels und binden Sie zwei mittelhohe Pferdeschwänze. **SCHRITT 2:** Nehmen Sie einen Pferdeschwanz und teilen Sie ihn in zwei Strähnen. Drehen Sie die Strähnen miteinander ein, sodass eine Kordel entsteht. **SCHRITT 3:** Fixieren Sie die Kordel mit einem Haargummi.

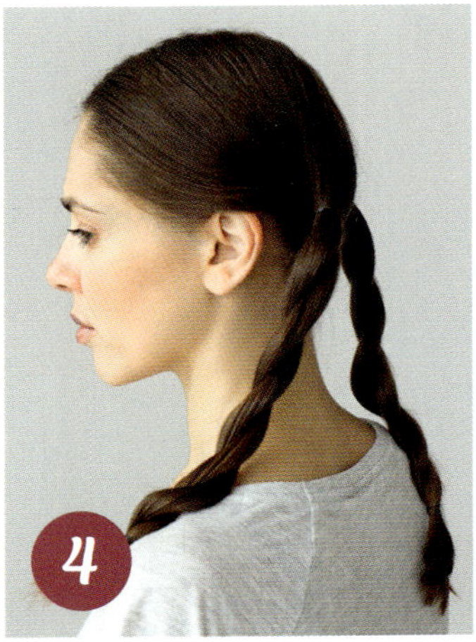

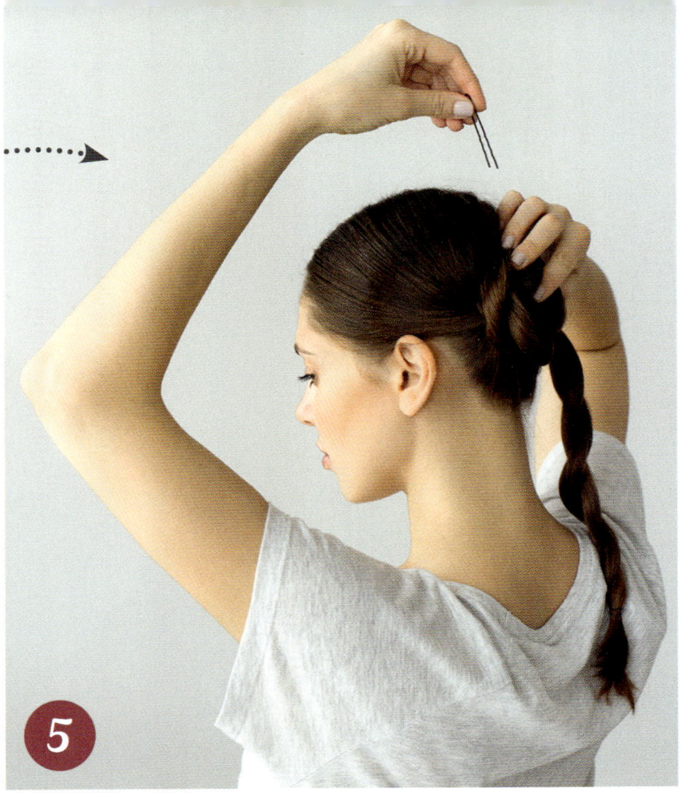

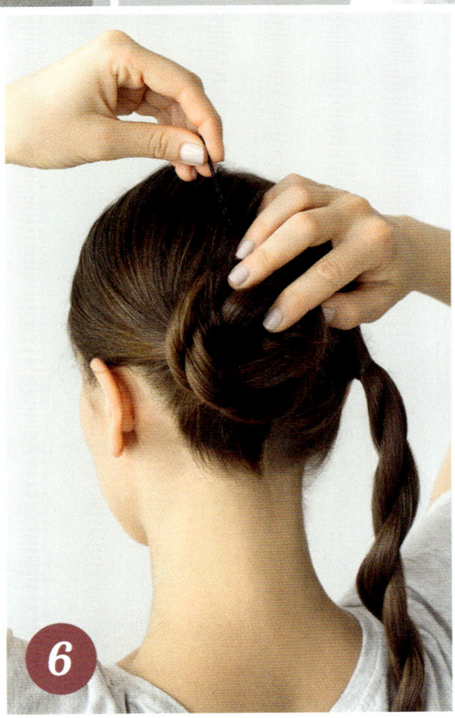

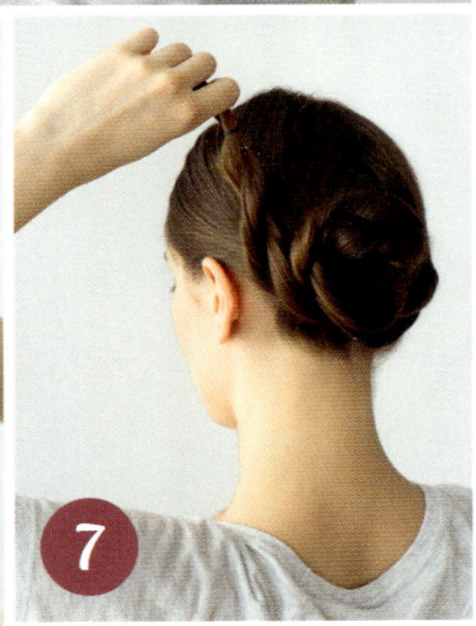

SCHRITT 4: Flechten Sie auch auf der anderen Seite eine solche Kordel. **SCHRITT 5:** Drehen Sie eine Kordel um den Ansatz des Pferdeschwanzes herum. **SCHRITT 6:** Befestigen Sie die Kordel mit Haarnadeln. **SCHRITT 7:** Drehen Sie die zweite Kordel um den so entstandenen Haarknoten herum.

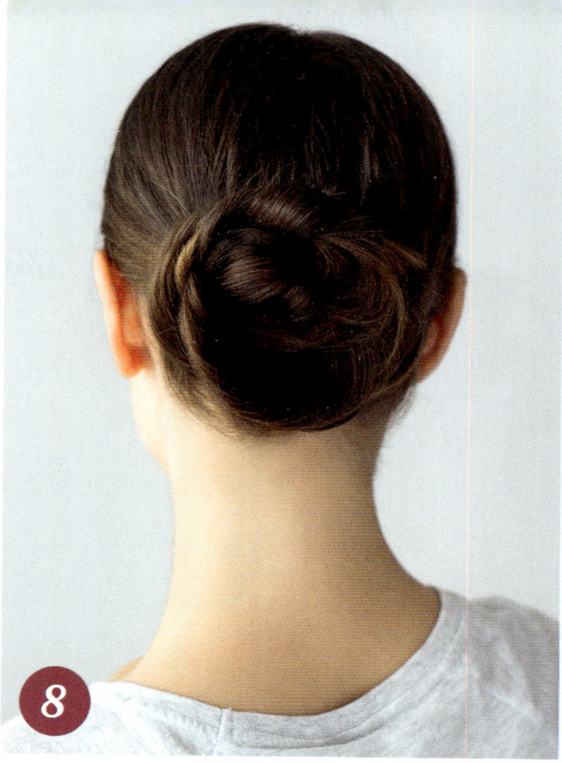

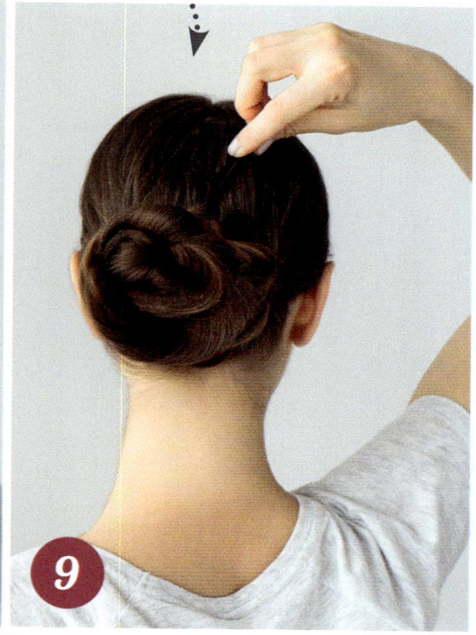

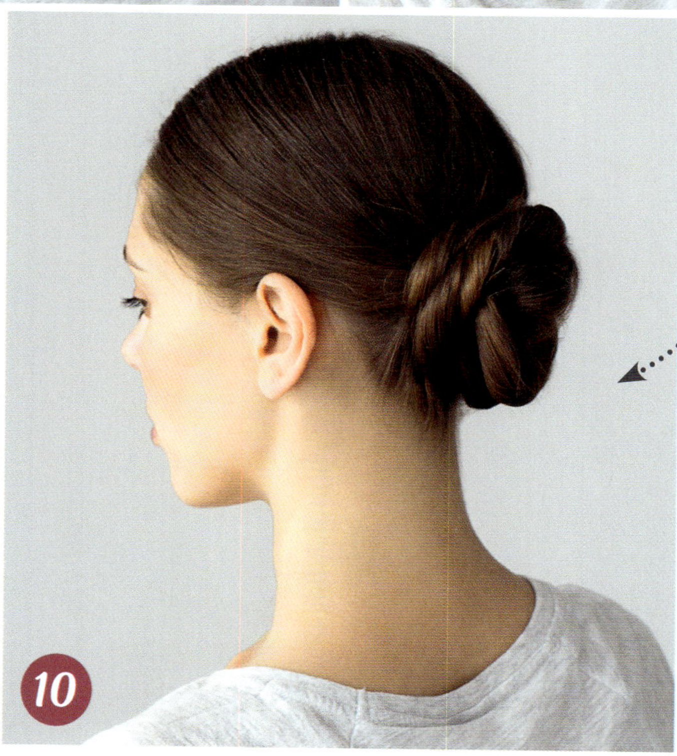

SCHRITT 8: Fixieren Sie die Frisur gut mit Haarnadeln.
SCHRITTE 9 + 10: Die Frisur ist fertig. **SCHRITT 11 (s. S. 22):** Die Frisur von vorne.

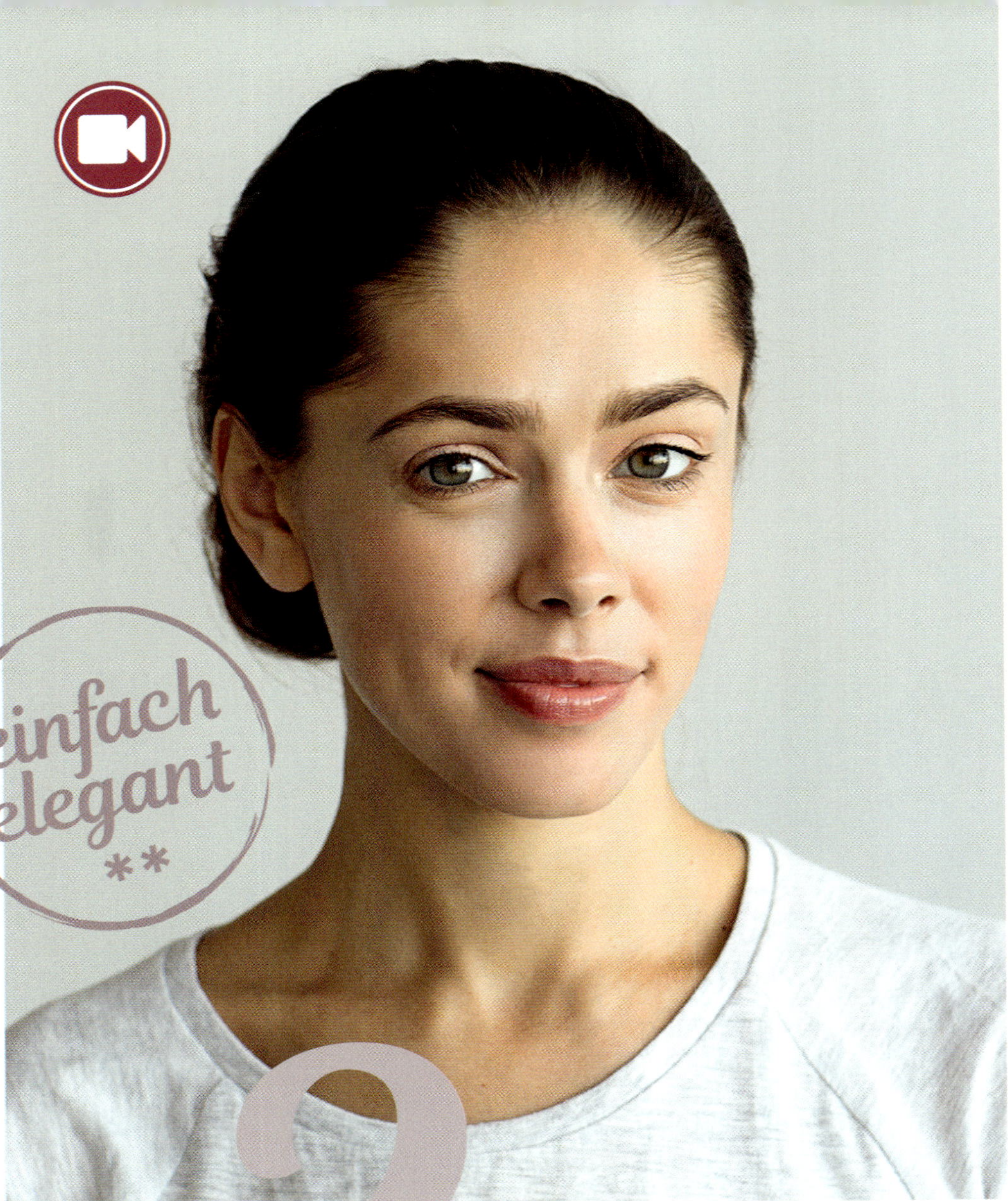

2 JULIAS DUTT

Eine straffe und raffinierte Frisur, die nicht nur im Alltag, sondern auch zum Abendkleid gut aussieht.

SCHWIERIGKEITSGRAD: RELATIV EINFACH. ZEITAUFWAND: 5–10 MINUTEN. **

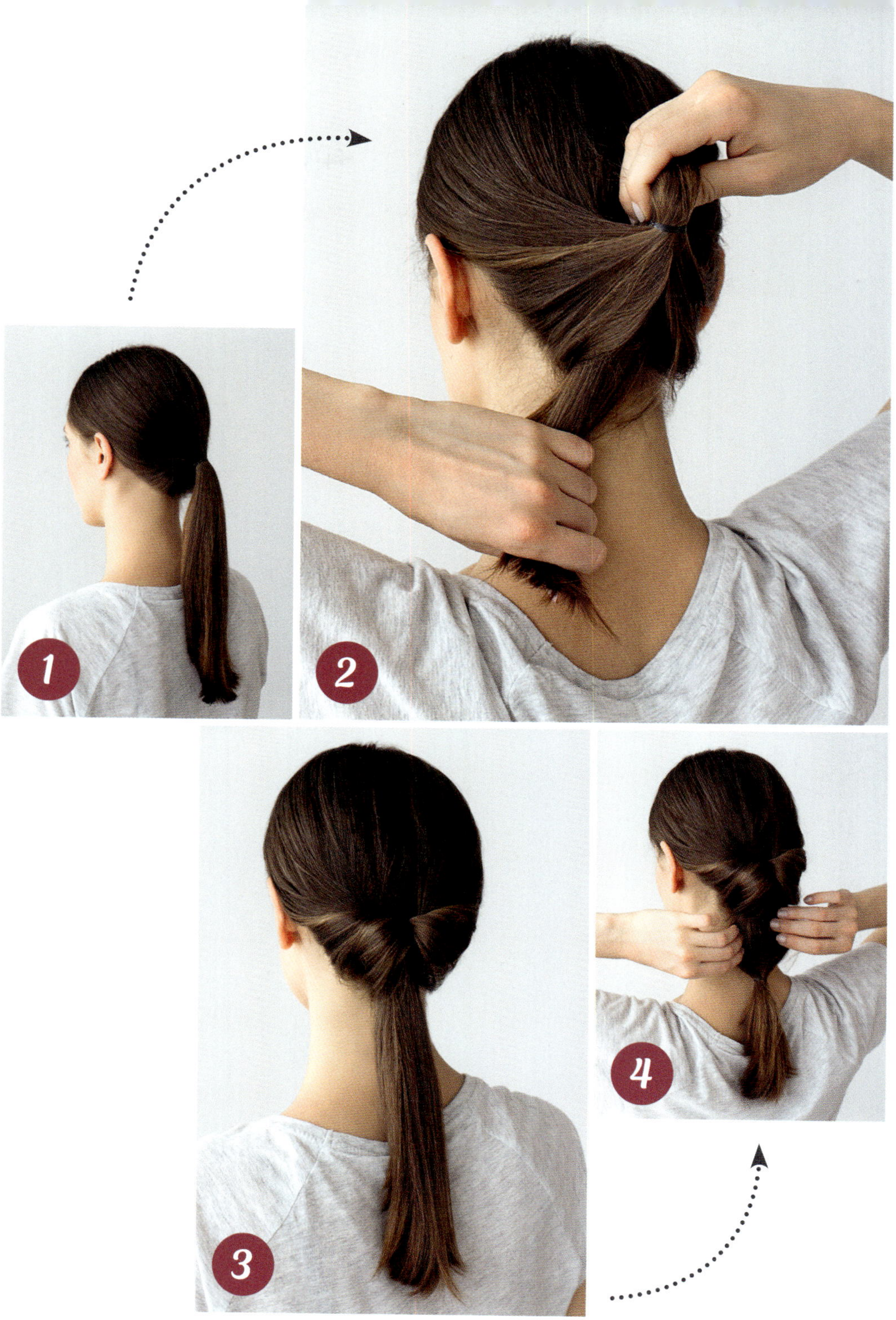

SCHRITT 1: Binden Sie einen tiefen Pferdeschwanz und fixieren Sie ihn locker mit einem Haargummi. **SCHRITT 2:** Ziehen Sie den Pferdeschwanz von oben unter dem Haargummi durch. **SCHRITT 3:** So erhalten Sie einen eingedrehten Pferdeschwanz. **SCHRITT 4:** Fixieren Sie das untere Ende des Pferdeschwanzes mit einem Haargummi.

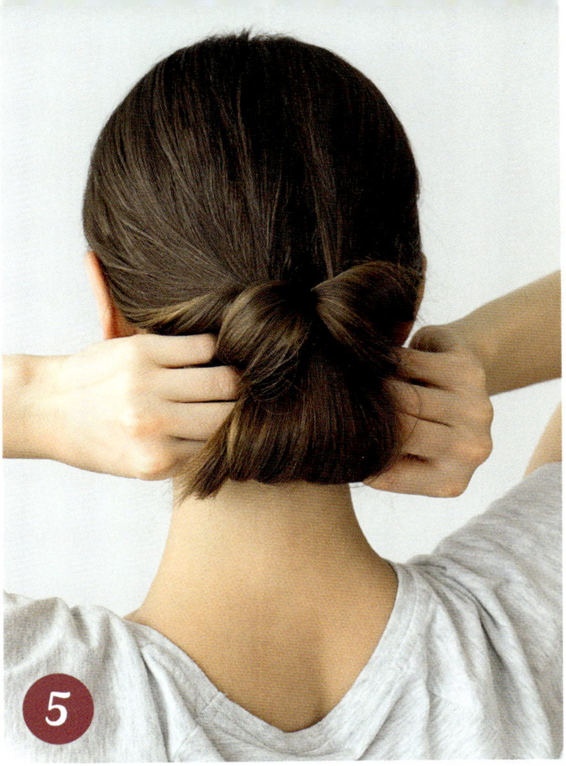

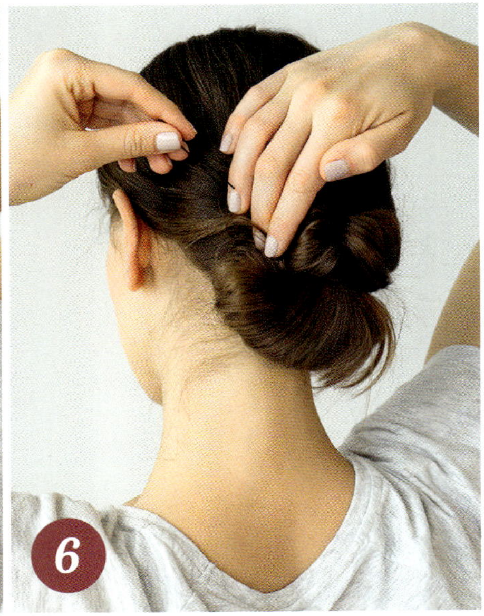

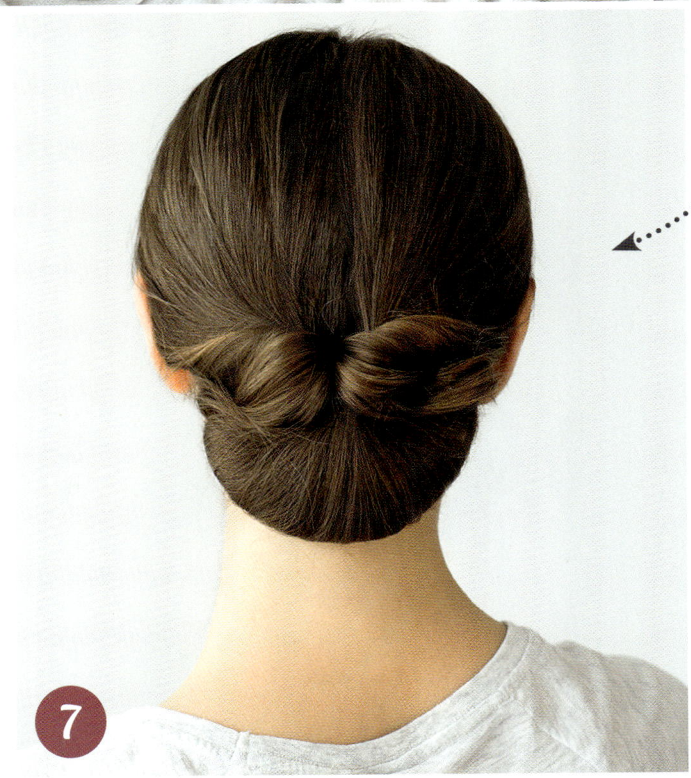

SCHRITT 5: Drehen Sie den Pferdeschwanz nach innen oben ein, indem Sie die Haare zu einer Rolle formen. **SCHRITT 6:** Befestigen Sie die Frisur mit Haarnadeln. **SCHRITT 7:** Die Frisur ist fertig. **SCHRITT 8 (s. S. 26):** Die Frisur von vorne.

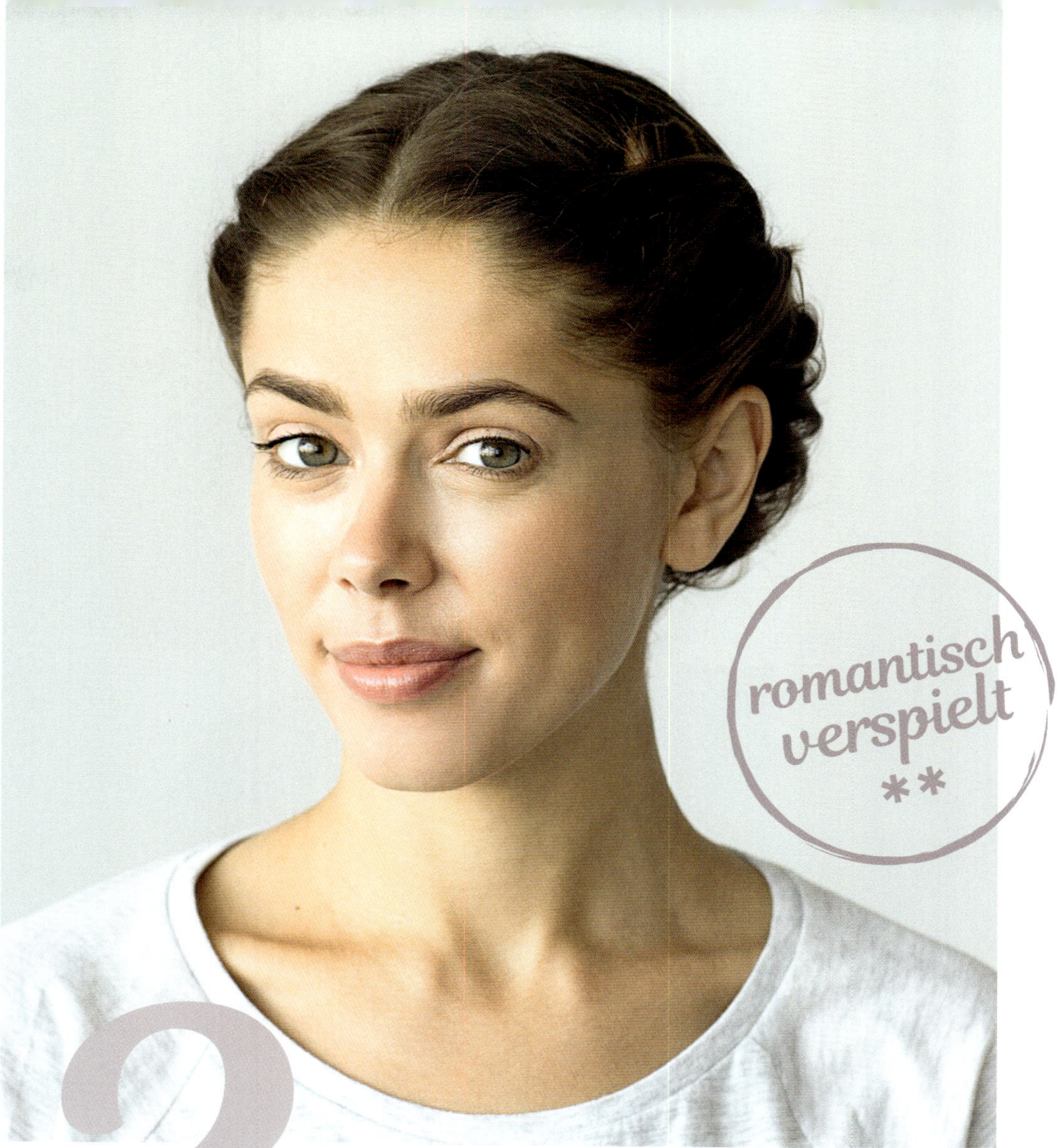

3

HAIRSTYLE ROMANTIC

Eine tolle Frisur für heiße Sommertage, die Sie gut mit langen Sommerkleidern oder Röcken kombinieren können.

SCHWIERIGKEITSGRAD: EINFACH. ZEITAUFWAND: 5–10 MINUTEN. **

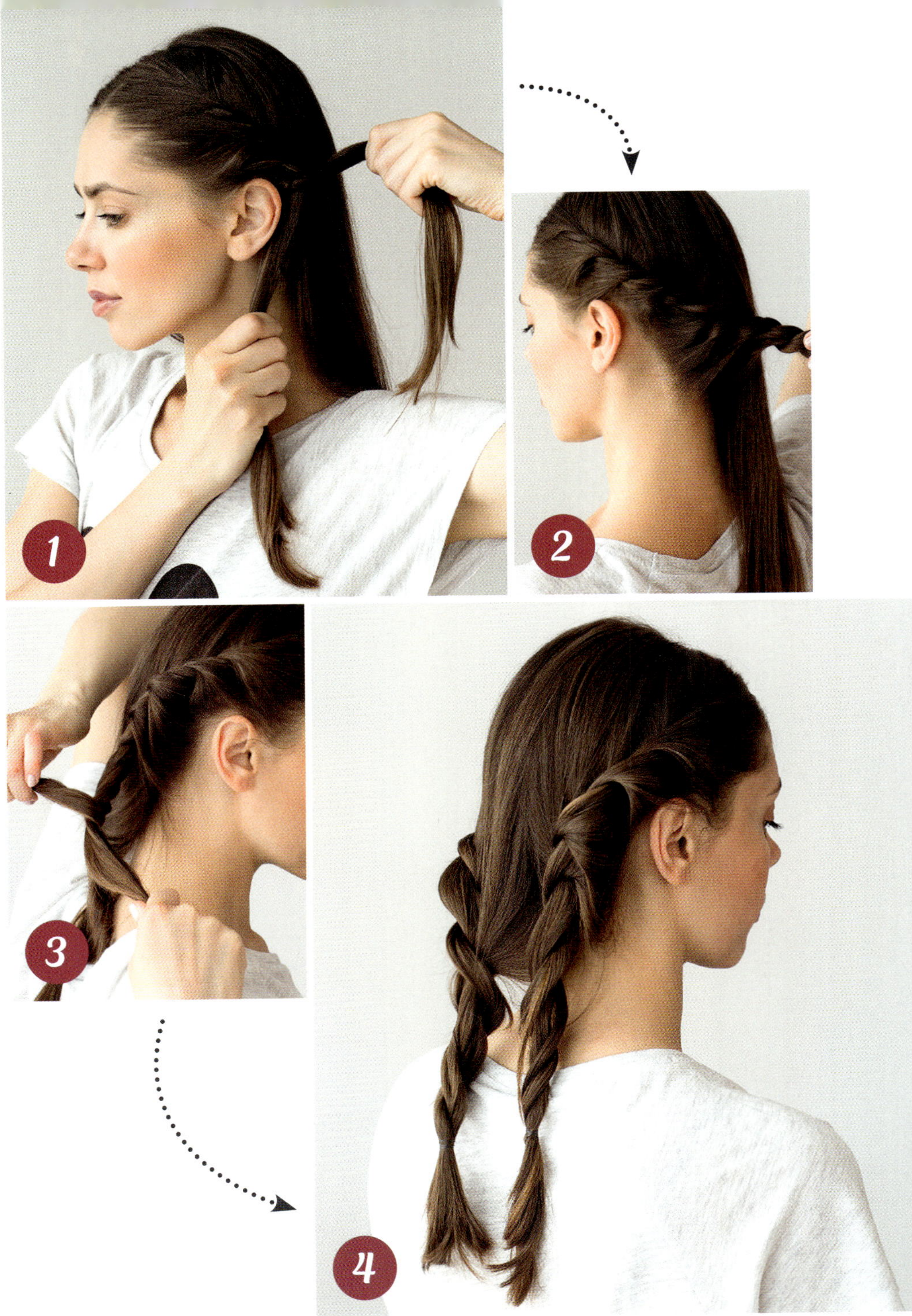

SCHRITT 1: Nehmen Sie zwei Strähnen vom Vorderkopf und drehen Sie diese zu einer Kordel ein. **SCHRITT 2:** Fügen Sie von unten immer neue Strähnen hinzu und flechten Sie die Kordel nach unten weiter. Fixieren Sie die Kordel mit einem Zopfhalter. **SCHRITT 3:** Wiederholen Sie das Flechten auch auf der anderen Seite. **SCHRITT 4:** Sie erhalten zwei lockere Kordeln.

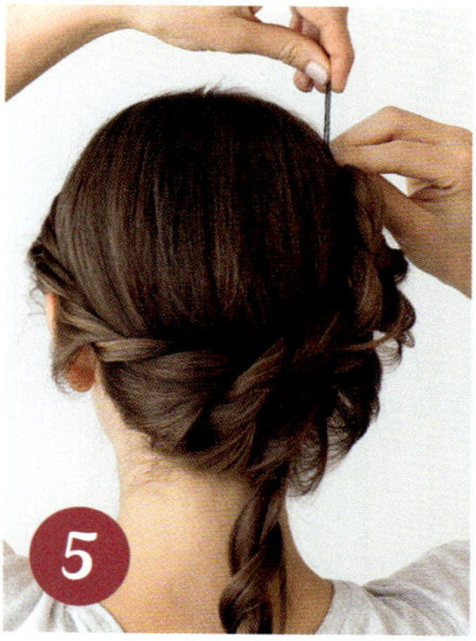

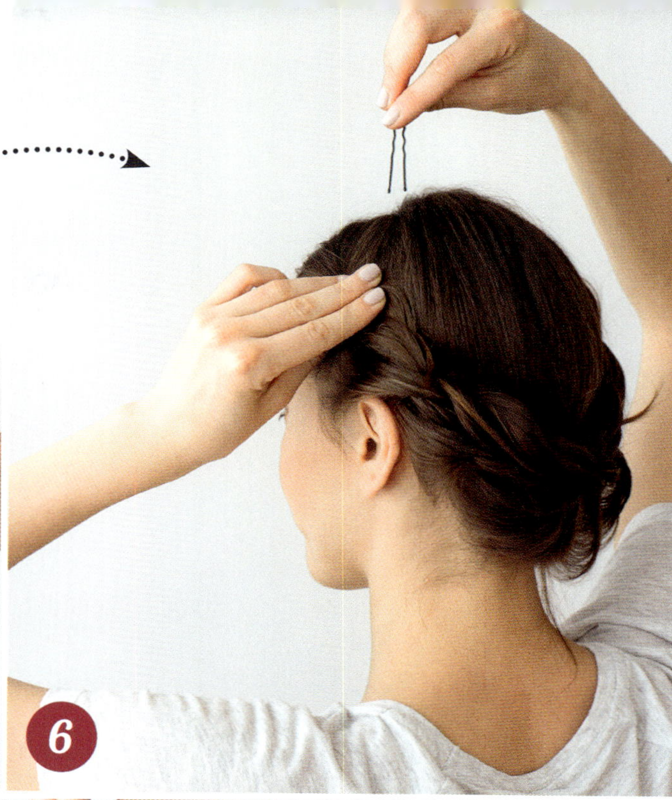

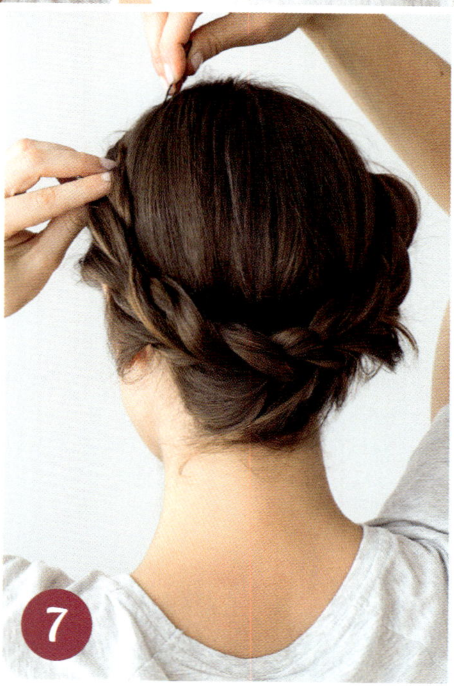

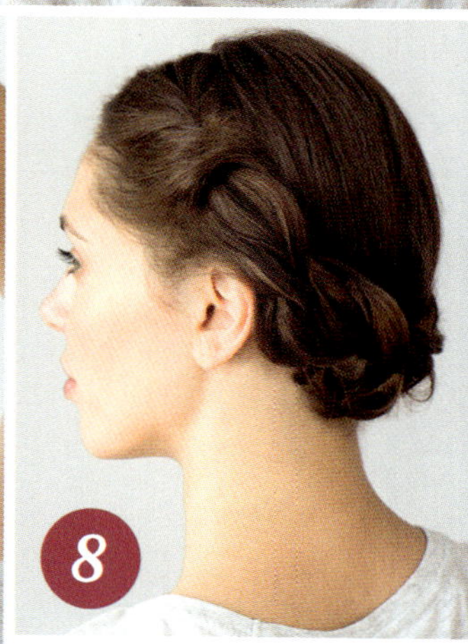

SCHRITT 5: Befestigen Sie die linke Kordel mit Haarnadeln auf der rechten Seite des Kopfes über der Kordel. **SCHRITT 6:** Befestigen Sie die rechte Kordel mit Haarnadeln auf der linken Seite über der Kordel. **SCHRITT 7:** Fixieren Sie die Frisur noch zusätzlich mit Haarnadeln. **SCHRITT 8:** Die Frisur ist fertig. **SCHRITT 9 (s. S. 29):** Die Frisur von vorne.

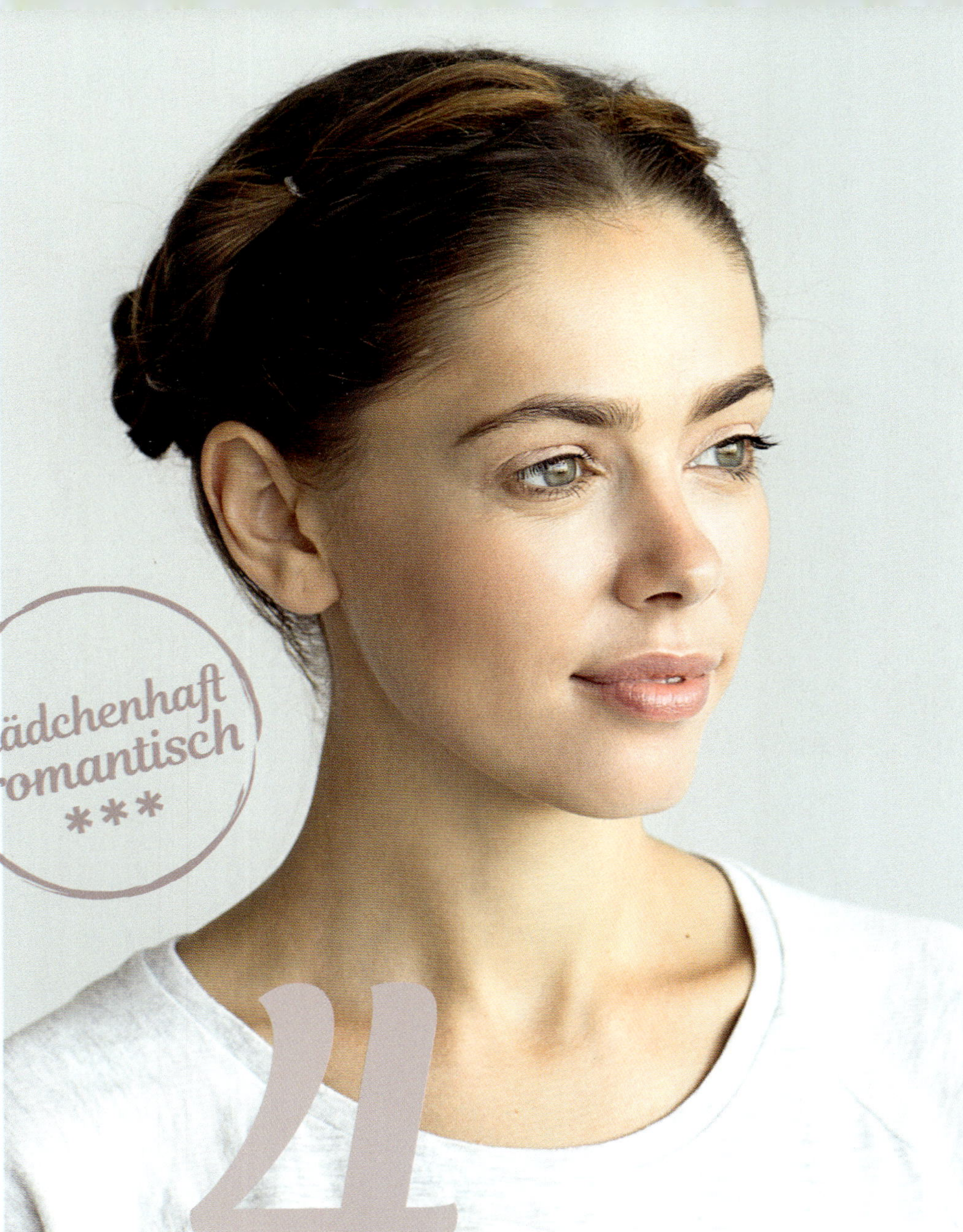

mädchenhaft romantisch
***

4 LOLITA

Eine verblüffend schöne Frisur, die optimal im Alltag und bei Sommerpartys getragen werden kann.

SCHWIERIGKEITSGRAD: EINFACH. ZEITAUFWAND: 10–15 MINUTEN. ***

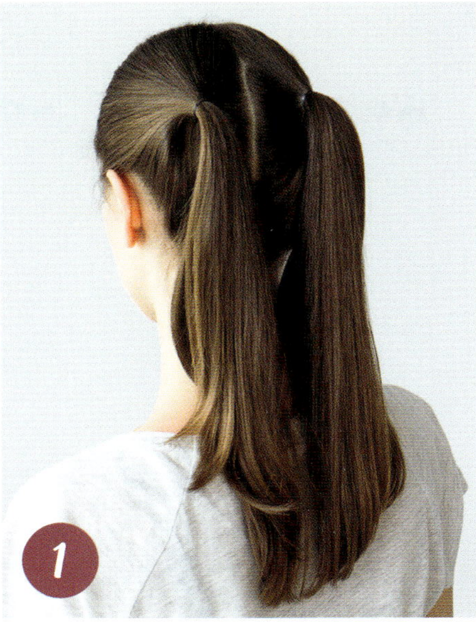

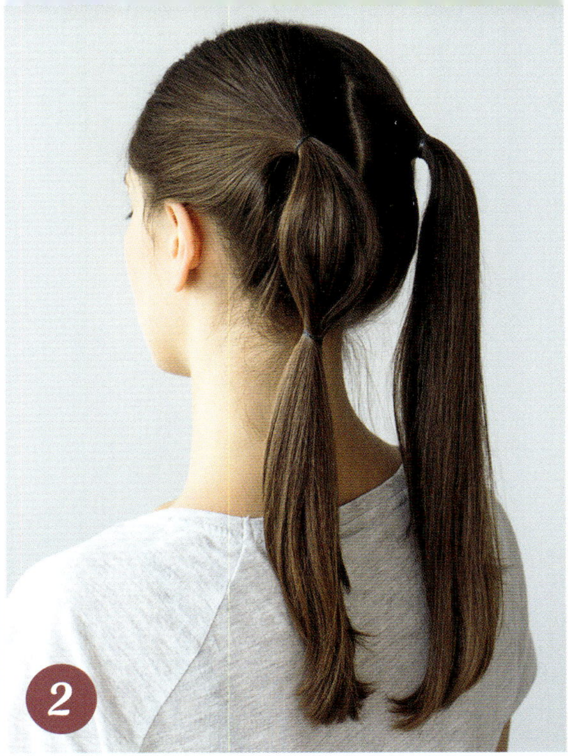

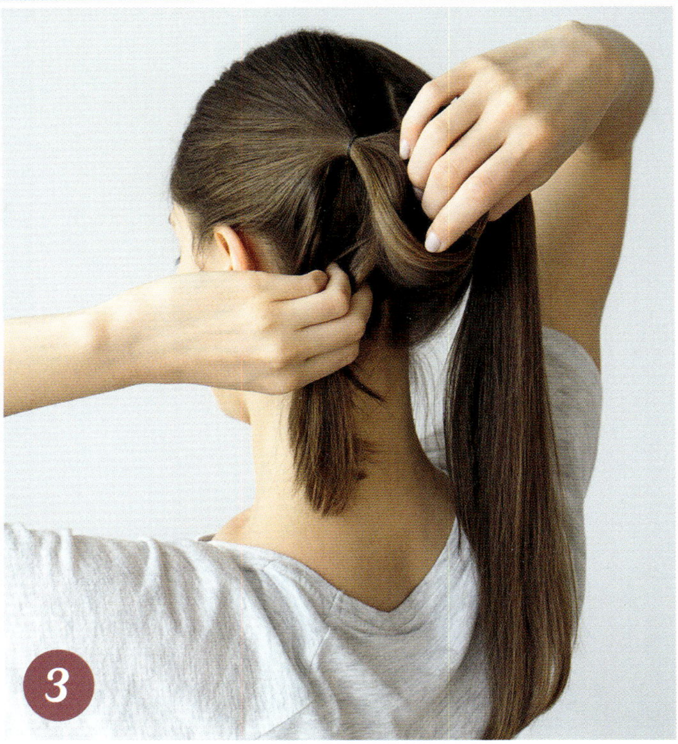

SCHRITT 1: Binden Sie am Hinterkopf zwei Pferdeschwänze auf mittlerer Höhe.
SCHRITT 2: Befestigen Sie in der Mitte eines Pferdeschwanzes einen Haargummi.
SCHRITT 3: Ziehen Sie das Ende des Pferdeschwanzes durch den mittleren Teil des Pferdeschwanzes hindurch.

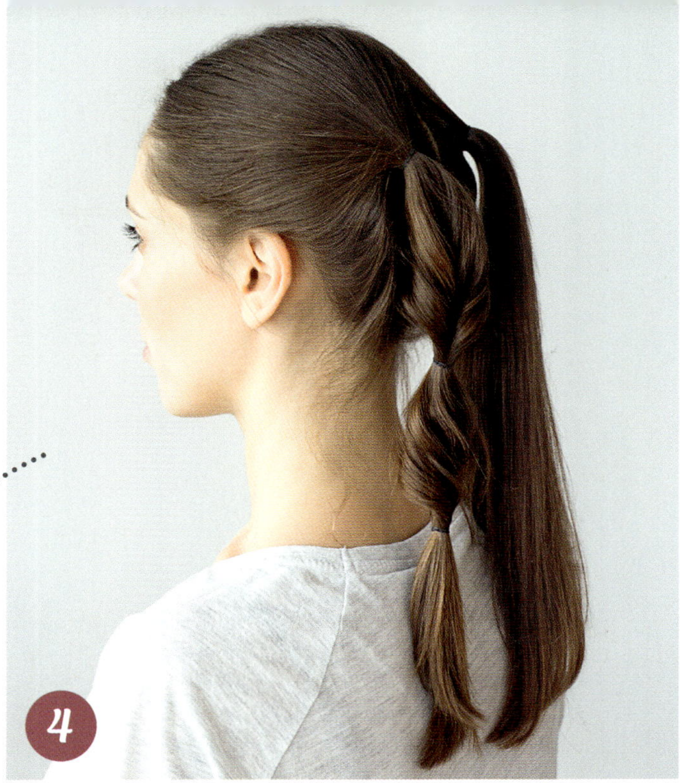

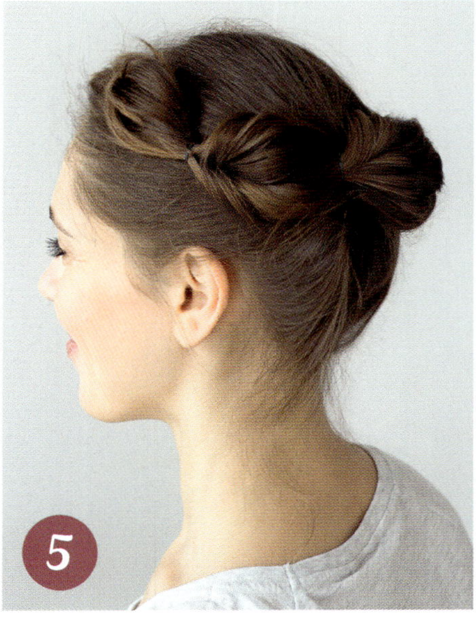

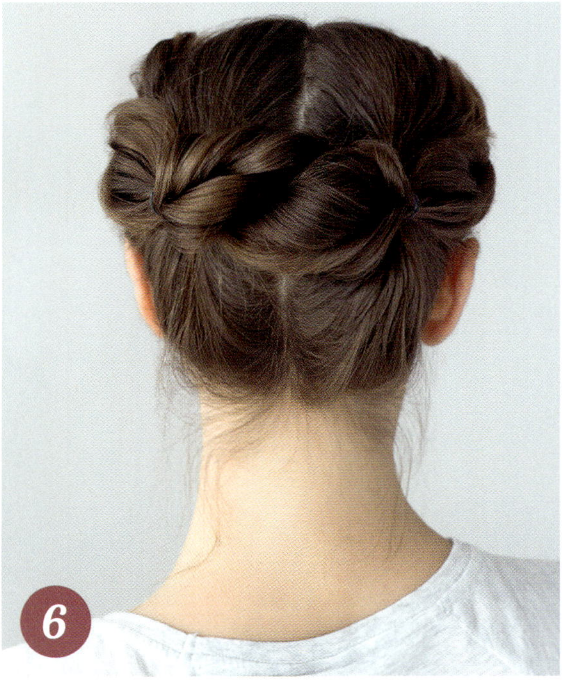

SCHRITT 4: Befestigen Sie darunter erneut einen Haargummi und ziehen Sie das Ende des Pferdeschwanzes erneut durch den darüberliegenden Teil. Führen Sie dieselben Schritte auch auf der anderen Seite durch. **SCHRITT 5:** Fixieren Sie die Zöpfe mit Haarnadeln rund um den Kopf. Überkreuzen Sie die Zöpfe dabei einmal am Hinterkopf. **SCHRITT 6:** Die Frisur ist fertig. **SCHRITT 7 (s. S. 32):** Die Frisur von vorne.

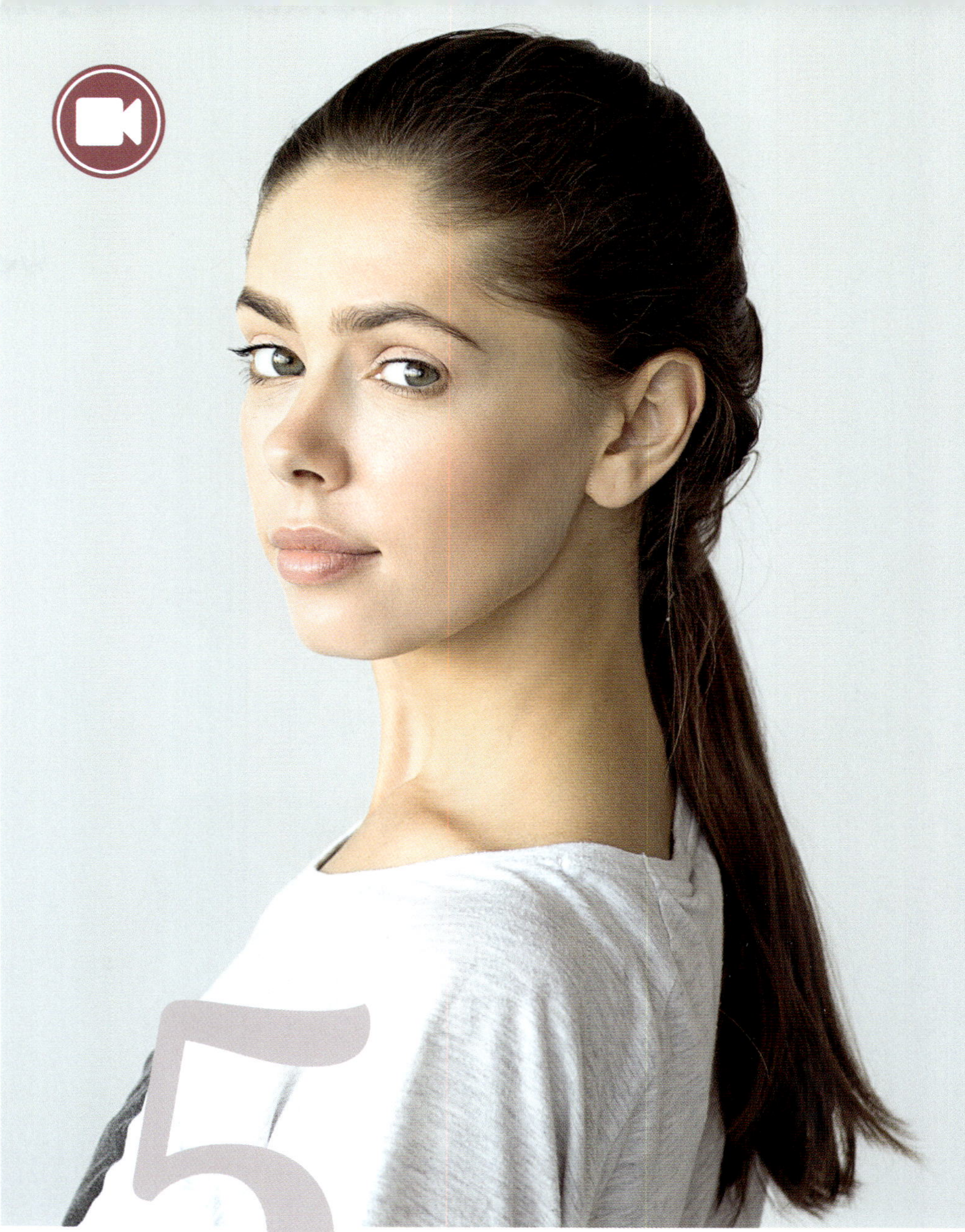

5 CHARLOTTE

Eine Abendfrisur für lange Haare, die raffiniert aussieht und die Schönheit langer Haare betont.

SCHWIERIGKEITSGRAD: MITTEL, ETWAS ÜBUNG IST NOTWENDIG.
ZEITAUFWAND: 15–20 MINUTEN. ****

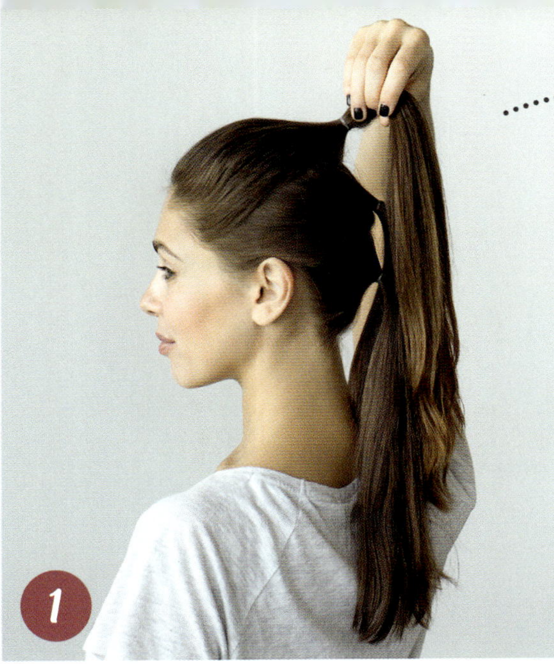

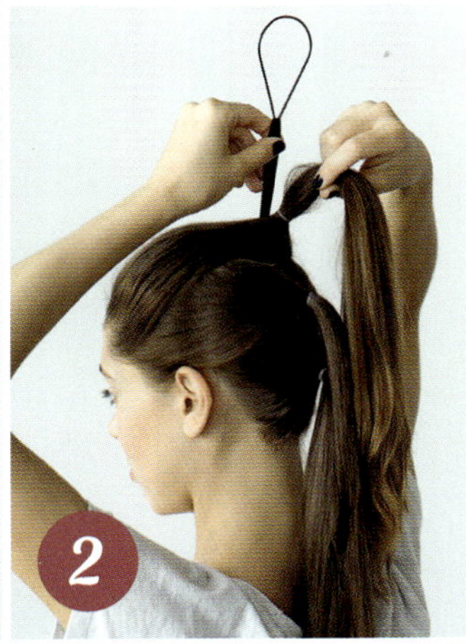

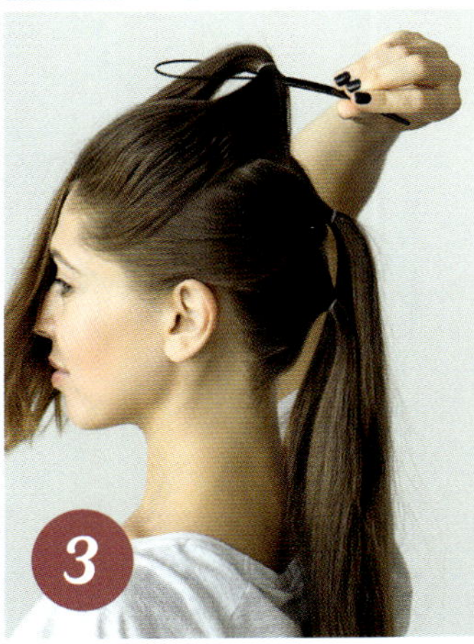

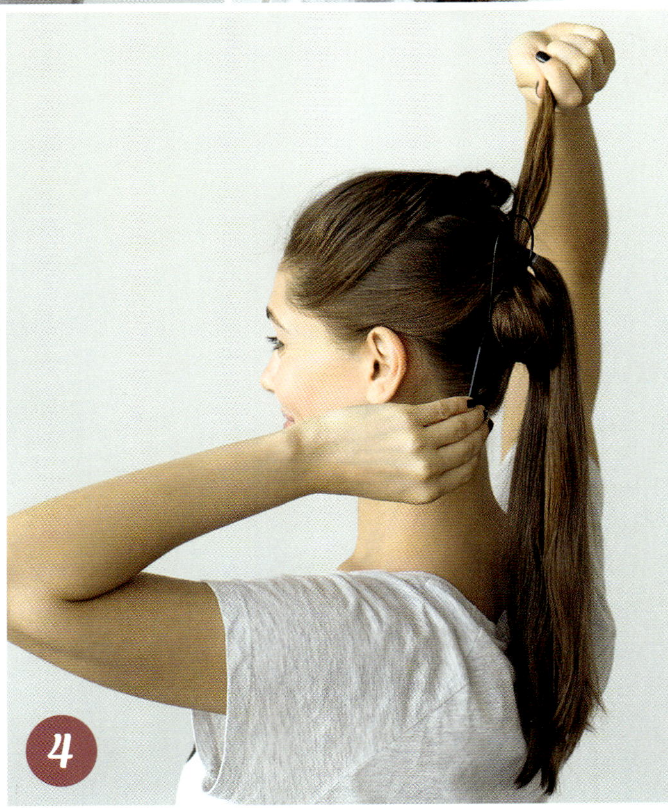

SCHRITT 1: Binden Sie am Hinterkopf drei Pferdeschwänze untereinander. **SCHRITT 2:** Verwenden Sie den Hairstyler. **SCHRITT 3:** Ziehen Sie den obersten Pferdeschwanz mithilfe des Hairstylers von oben nach innen durch. **SCHRITT 4:** Ziehen Sie den ersten Pferdeschwanz mithilfe des Hairstylers durch den Ansatz des zweiten Pferdeschwanzes hindurch. Ziehen Sie auch den zweiten Pferdeschwanz durch seinen Ansatz hindurch.

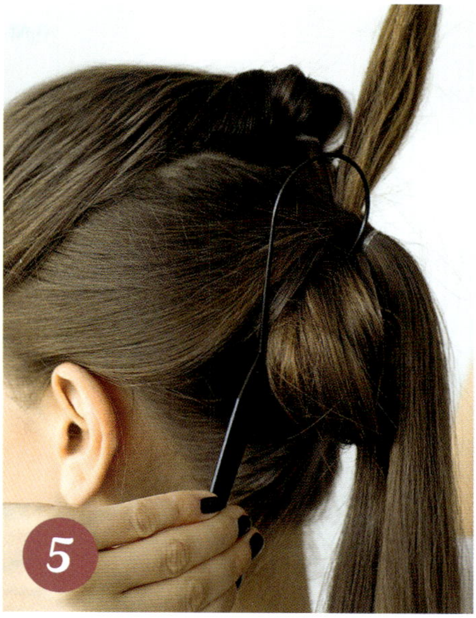

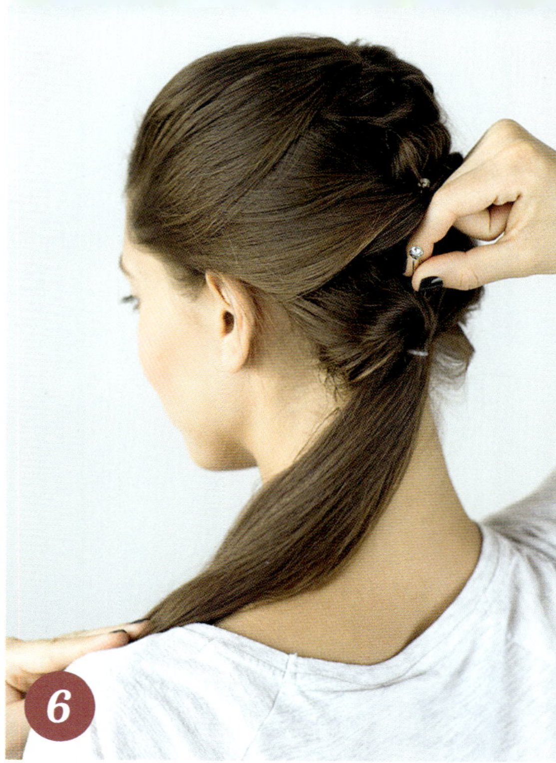

mädchenhaft
elegant
****

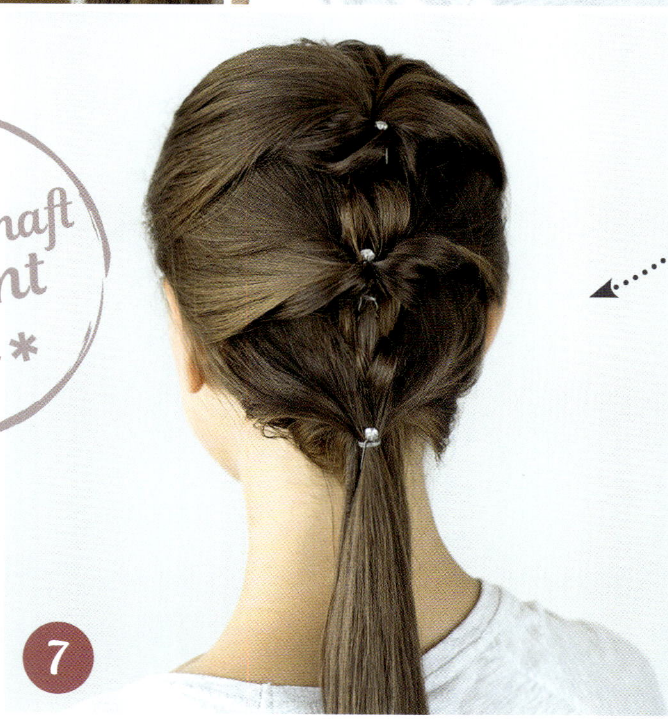

SCHRITT 5: Ziehen Sie den ersten und zweiten Pferdeschwanz mithilfe des Hairstylers durch den Ansatz des dritten Pferdeschwanzes hindurch. **SCHRITT 6:** Fügen Sie Strass-Haarnadeln hinzu. **SCHRITT 7:** Die Frisur ist fertig. **SCHRITT 8 (s. S. 35):** Die Frisur von vorne.

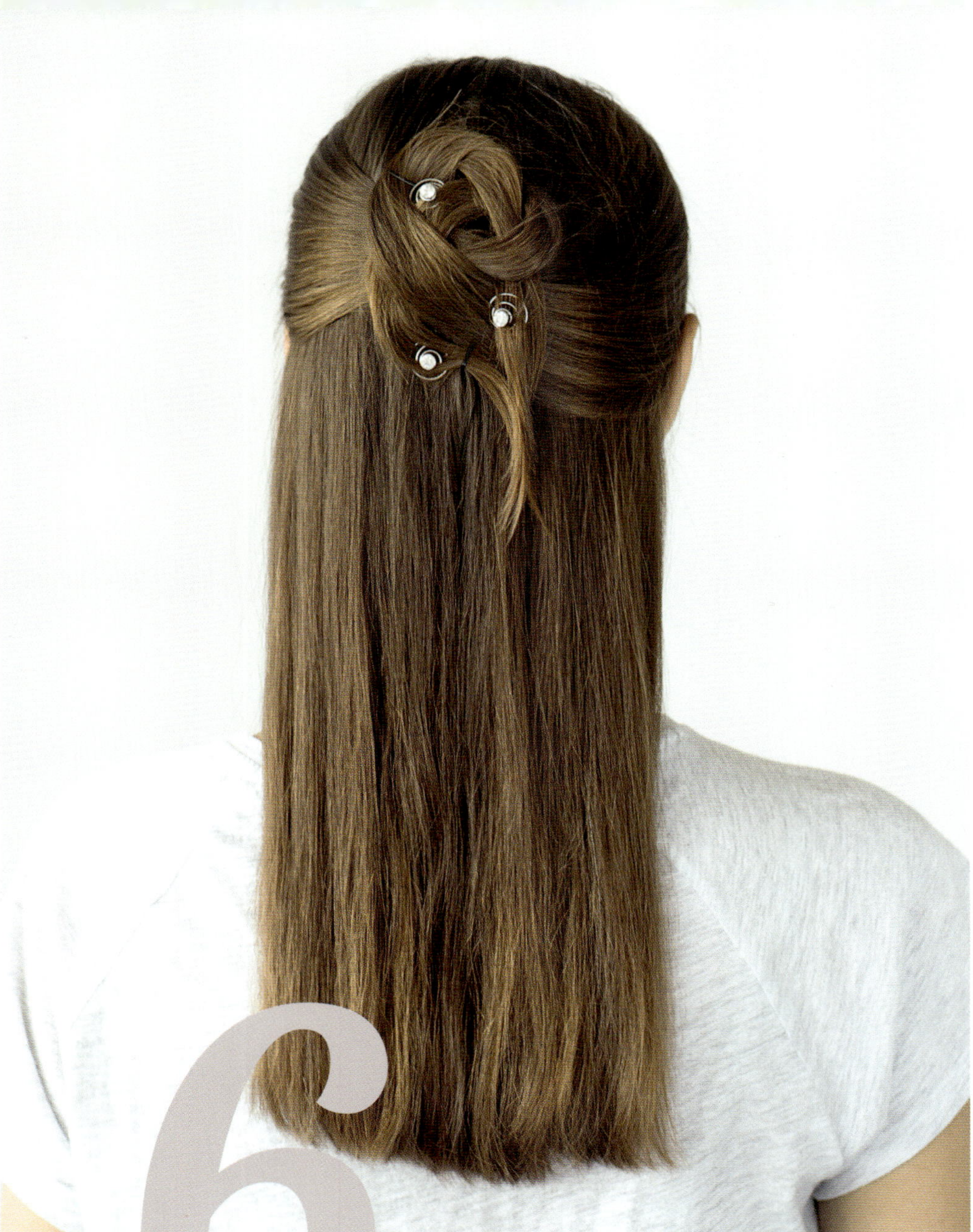

6 MARY

Eine außergewöhnlich einfache, aber schöne Frisur für jede Gelegenheit.

SCHWIERIGKEITSGRAD: EINFACH, KEINE ÜBUNG NOTWENDIG.
ZEITAUFWAND: 5 MINUTEN. *

ganz einfach *

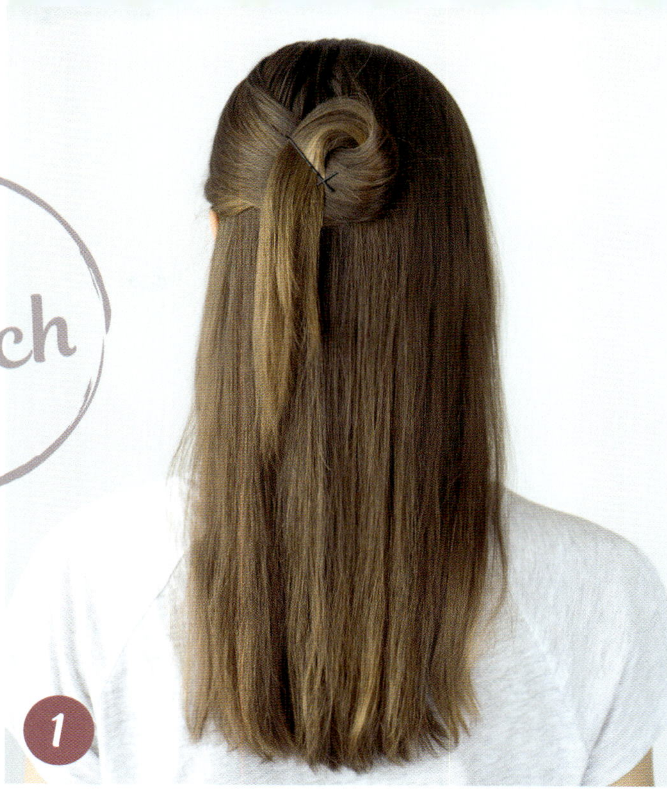

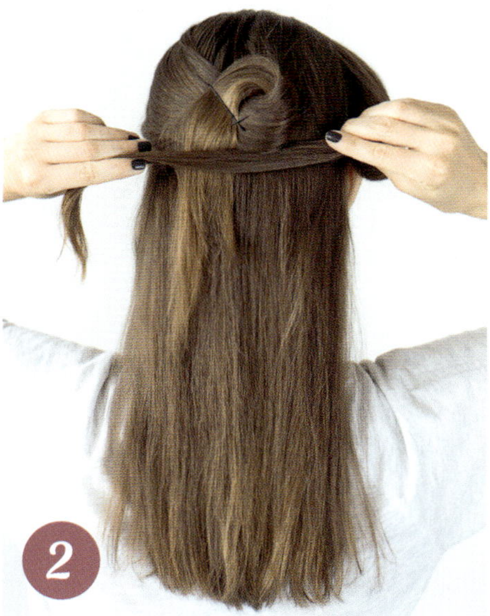

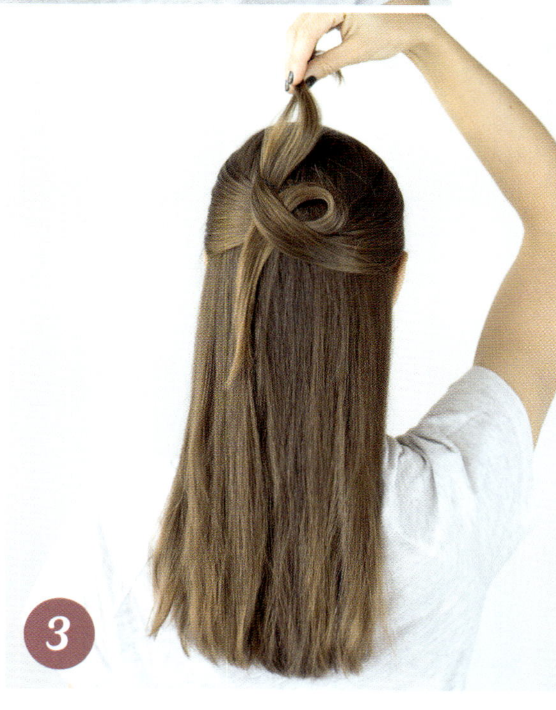

SCHRITT 1: Nehmen Sie eine Haarsträhne vom Vorderkopf und fixieren Sie diese mit Haarnadeln am Hinterkopf, sodass eine Schlaufe entsteht. **SCHRITT 2:** Nehmen Sie eine Haarsträhne von der anderen Seite des Vorderkopfes. **SCHRITT 3:** Legen Sie die Haarsträhne quer über die Schlaufen und befestigen Sie sie mit einer Haarnadel über der Schlaufe.

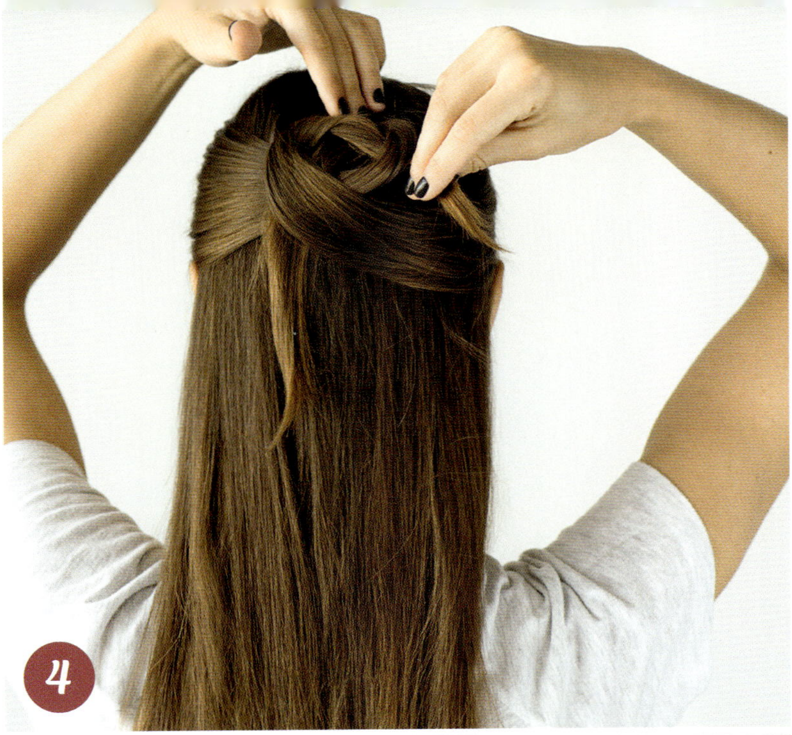

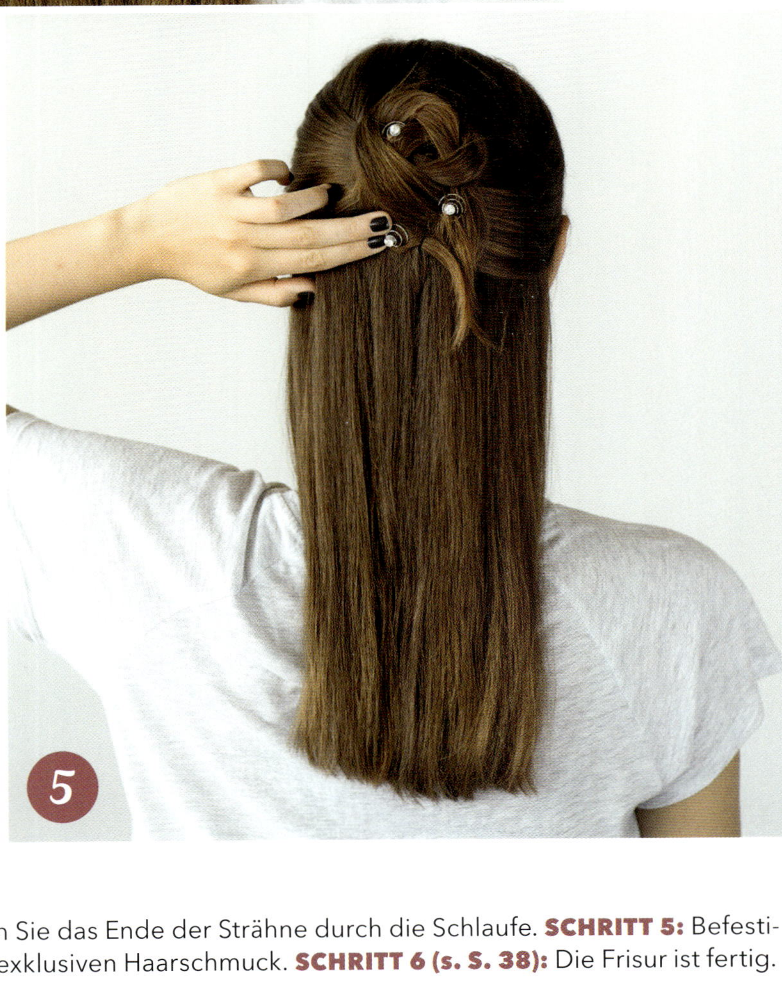

SCHRITT 4: Ziehen Sie das Ende der Strähne durch die Schlaufe. **SCHRITT 5:** Befestigen Sie zusätzlich exklusiven Haarschmuck. **SCHRITT 6 (s. S. 38):** Die Frisur ist fertig.

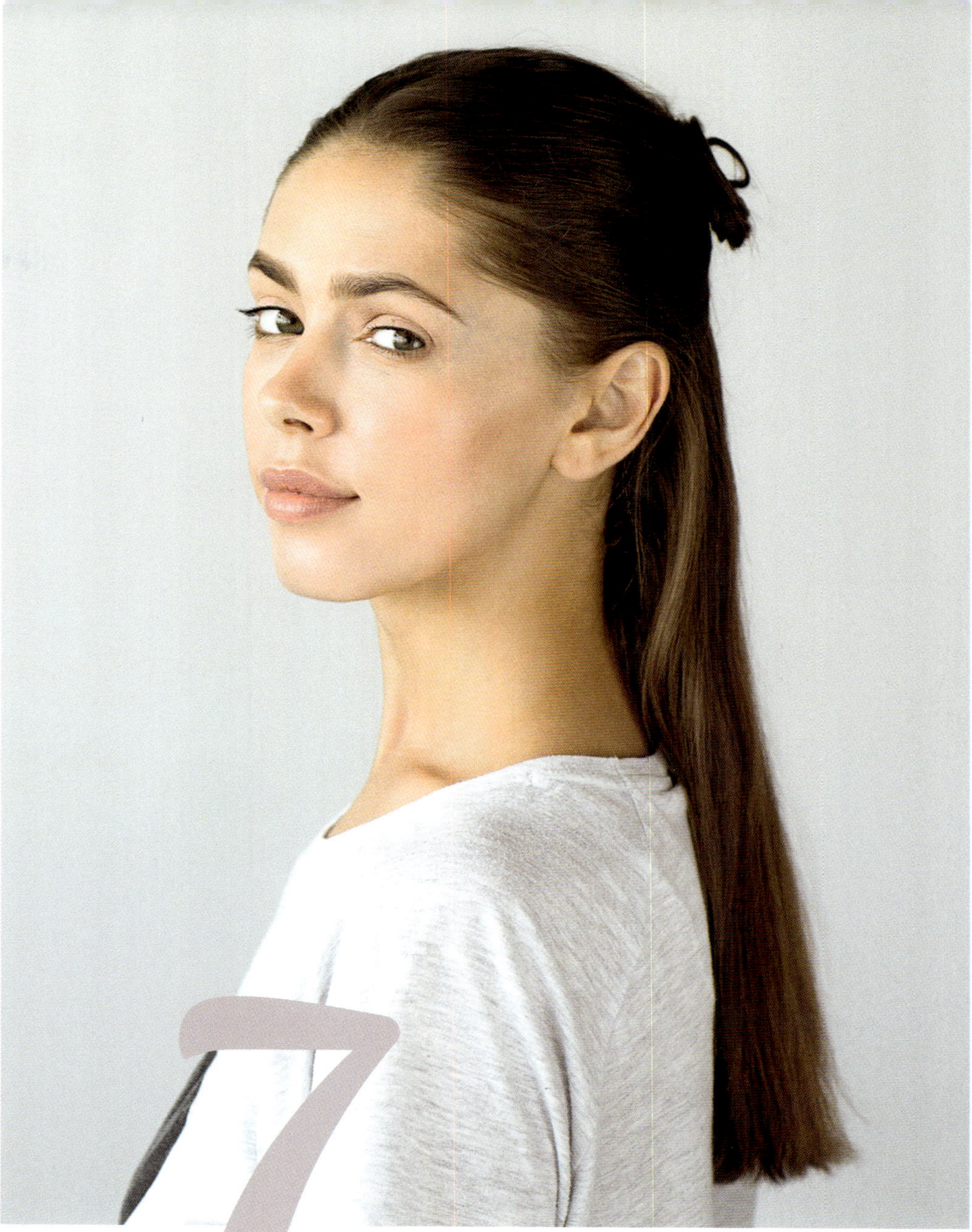

7 SÜSSE SCHLEIFE

Eine Frisur, die toll zu Kleidern und Alltagsoutfits aussieht. Auch für junge Mädchen ist diese Frisur bestens geeignet.

SCHWIERIGKEITSGRAD: SEHR EINFACH. ZEITAUFWAND: 5–10 MINUTEN. **

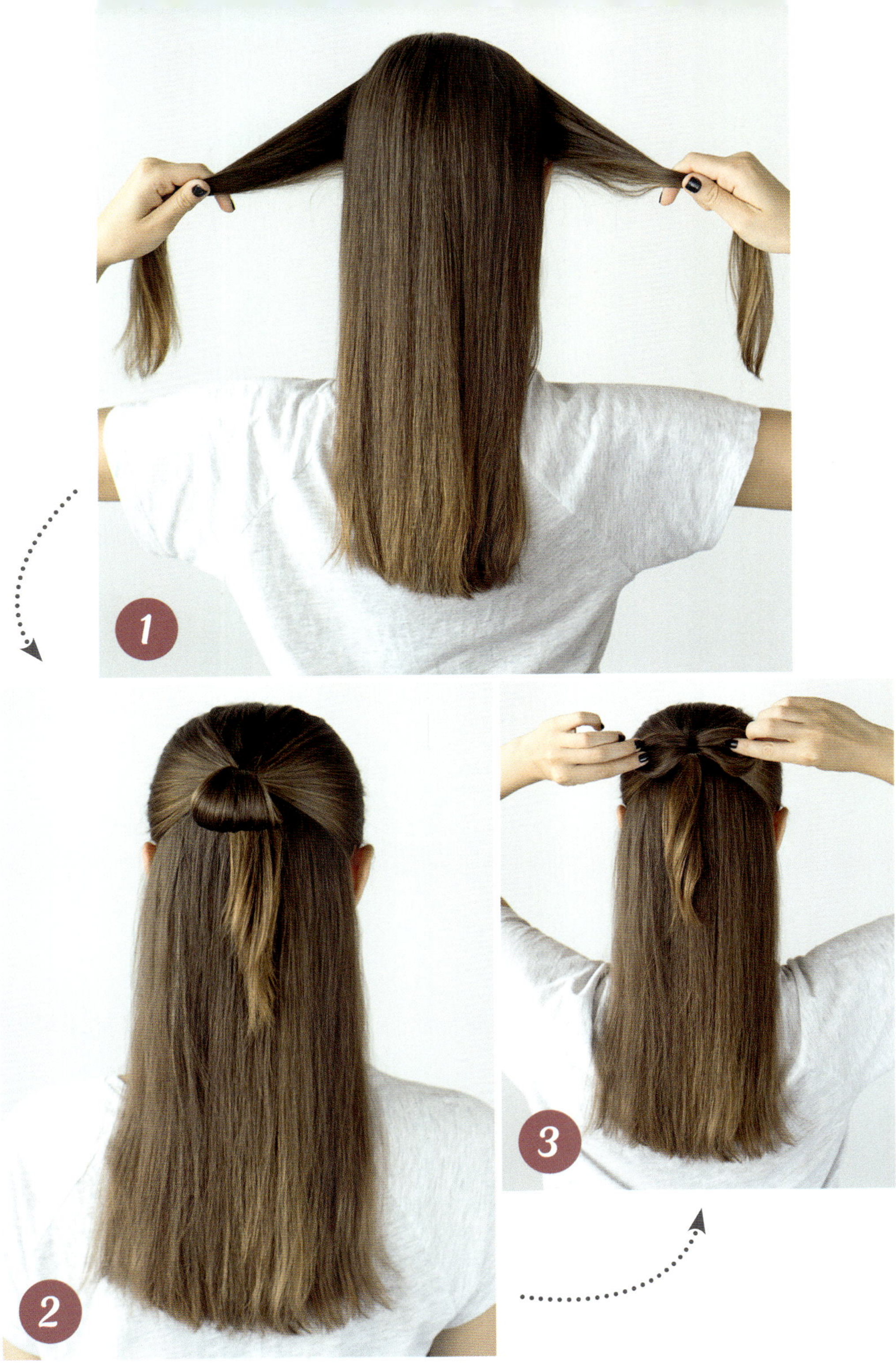

SCHRITT 1: Nehmen Sie zwei Strähnen vom Vorderkopf. **SCHRITT 2:** Binden Sie einen so genannten „Zwiebel-Pferdeschwanz", indem Sie die Haare nicht ganz durchziehen, sondern eine Schlaufe stehen lassen. **SCHRITT 3:** Teilen Sie den Pferdeschwanz in zwei Teile.

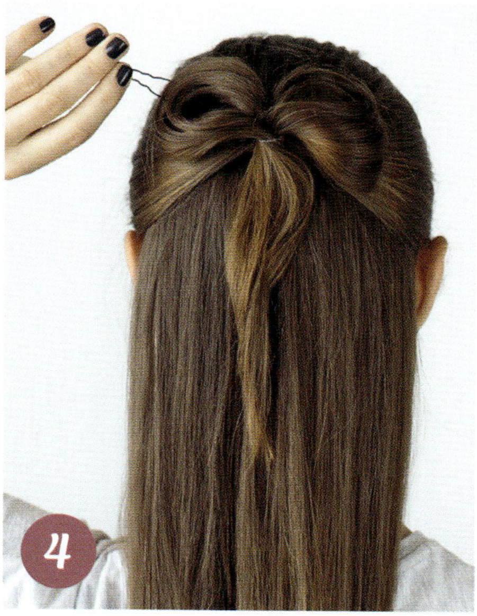

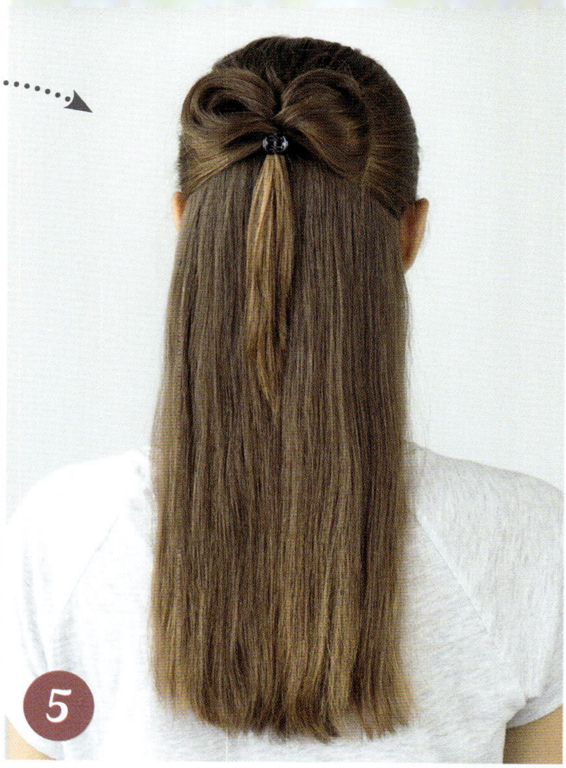

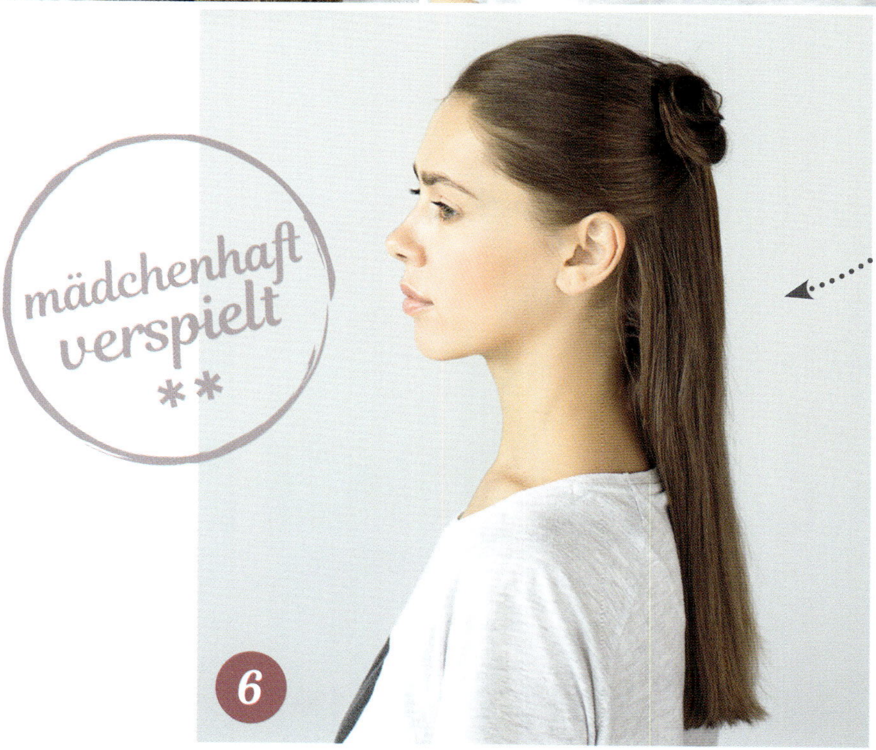

SCHRITT 4: Befestigen Sie die Frisur mit Haarnadeln. **SCHRITT 5:** Fügen Sie eine schöne Haarspange oder eine Haarklammer hinzu. **SCHRITT 6:** Die Frisur ist fertig. **SCHRITT 7 (s. S. 41):** Die Frisur von vorne.

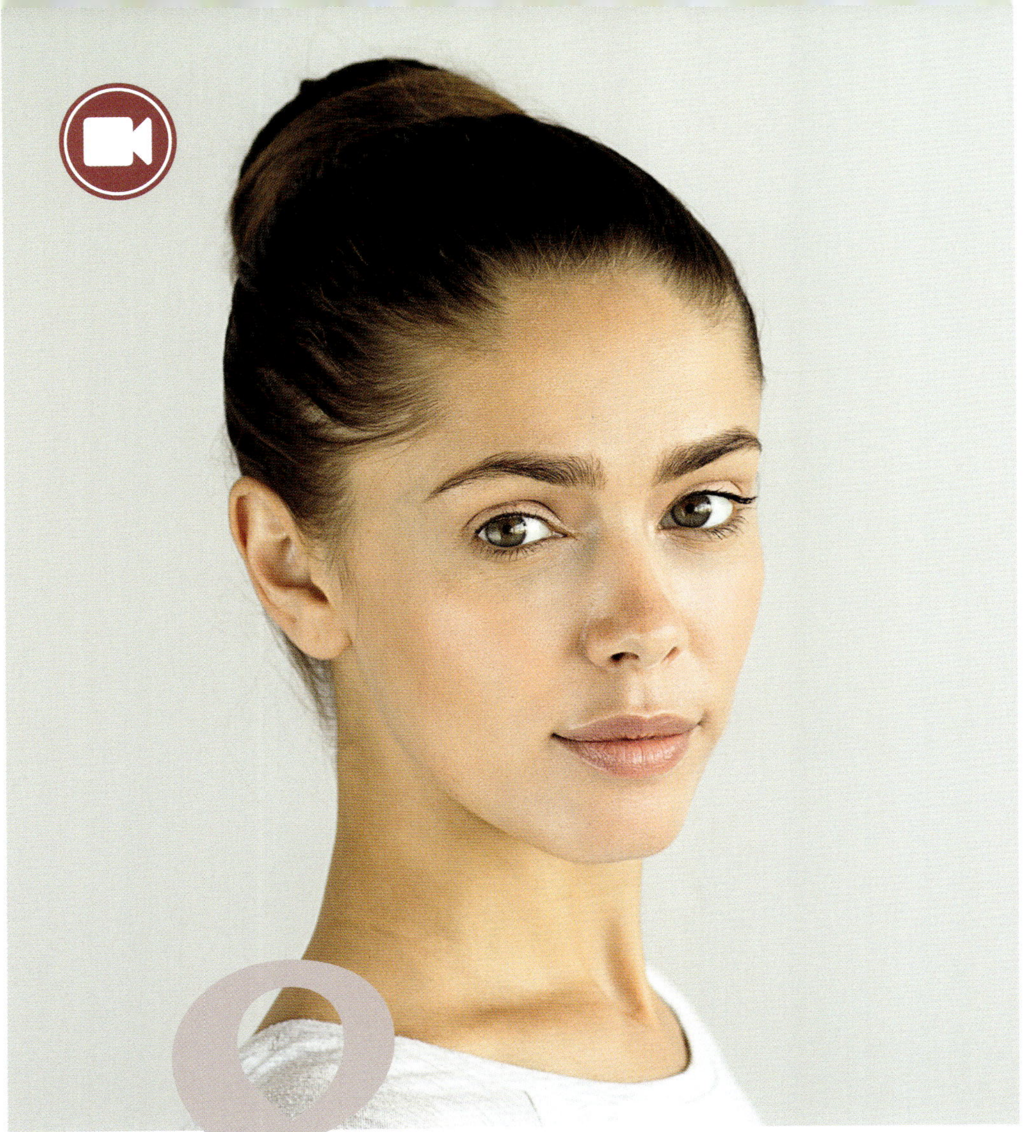

8 KLASSISCHER DUTT

Es ist wohl schwierig, eine Frisur zu finden, die vielseitiger einsetzbar ist. Sie passt im Alltag, für die Arbeit und auch zum Abendkleid. Ein bisschen Übung lohnt sich und die Frisur ist im Nu fertig.

SCHWIERIGKEITSGRAD: EINFACH. ZEITAUFWAND: 10 MINUTEN. **

viel-
seitig
**

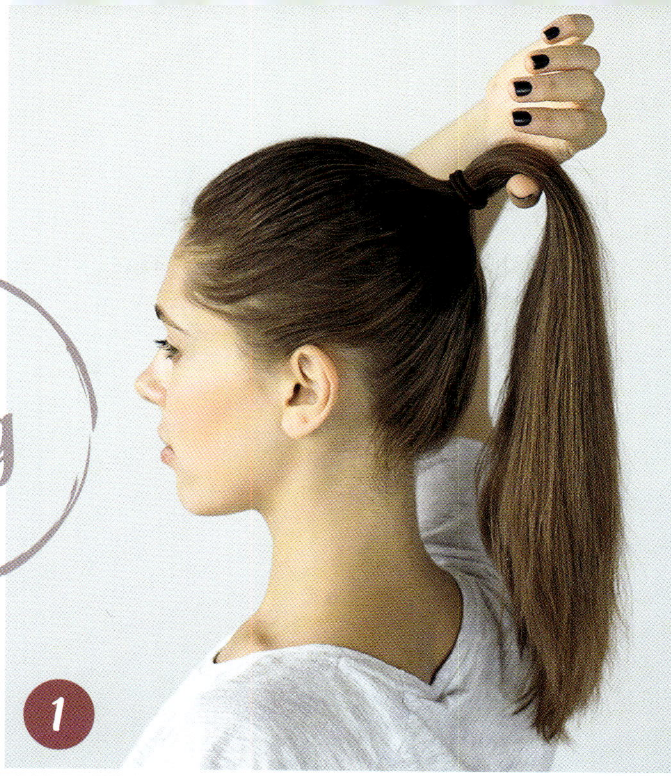

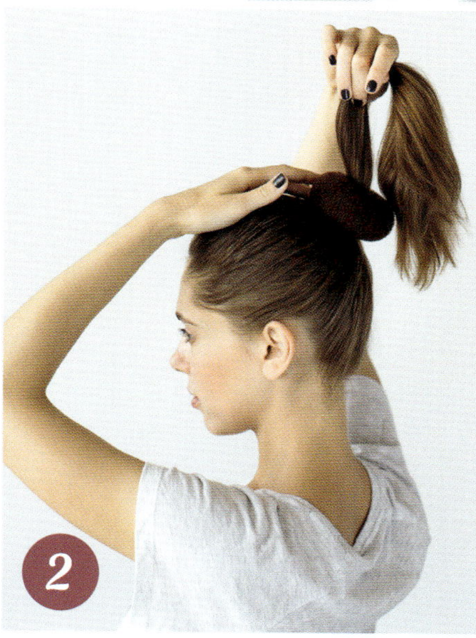

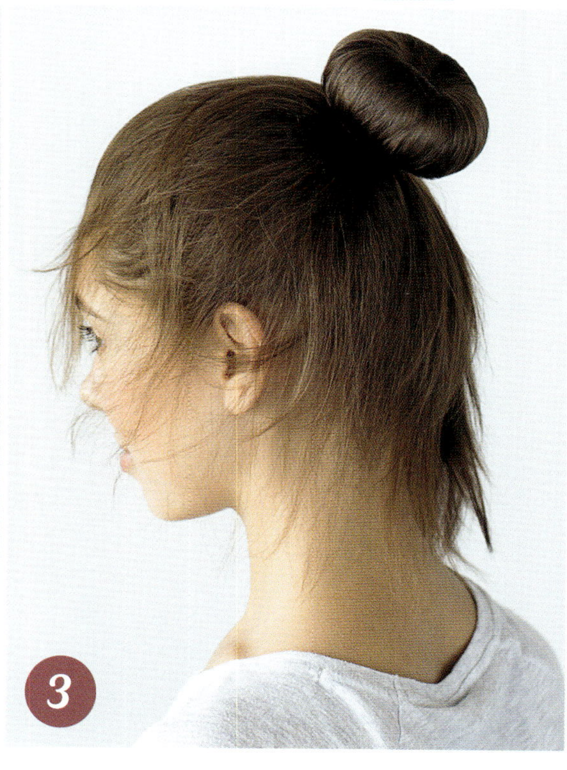

SCHRITT 1: Binden Sie einen hohen Pferdeschwanz. **SCHRITT 2:** Stecken Sie einen Hair-Donut auf den Pferdeschwanz. **SCHRITT 3:** Vertei en Sie die Haare gleichmäßig über dem Donut und befestigen Sie die Frisur mit einem Zopfhalter.

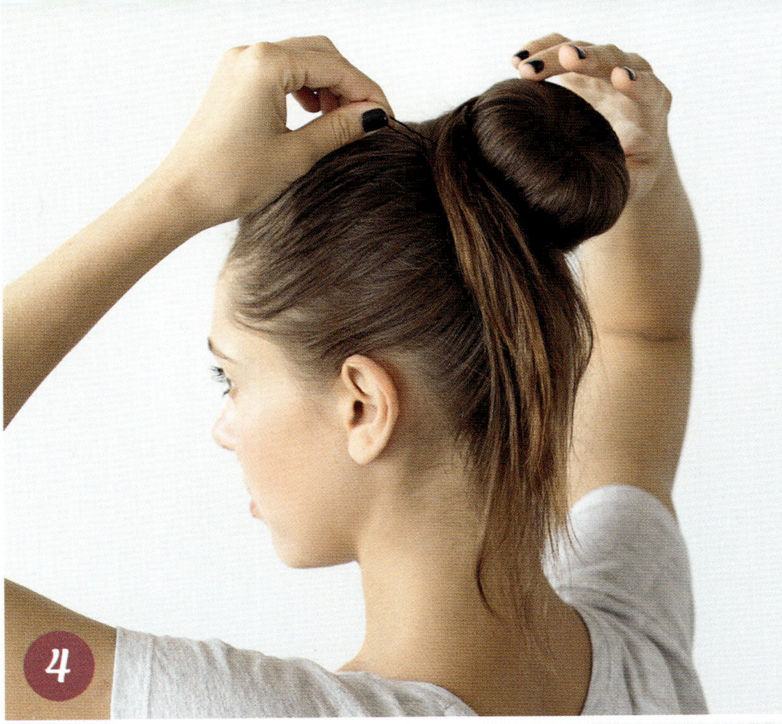

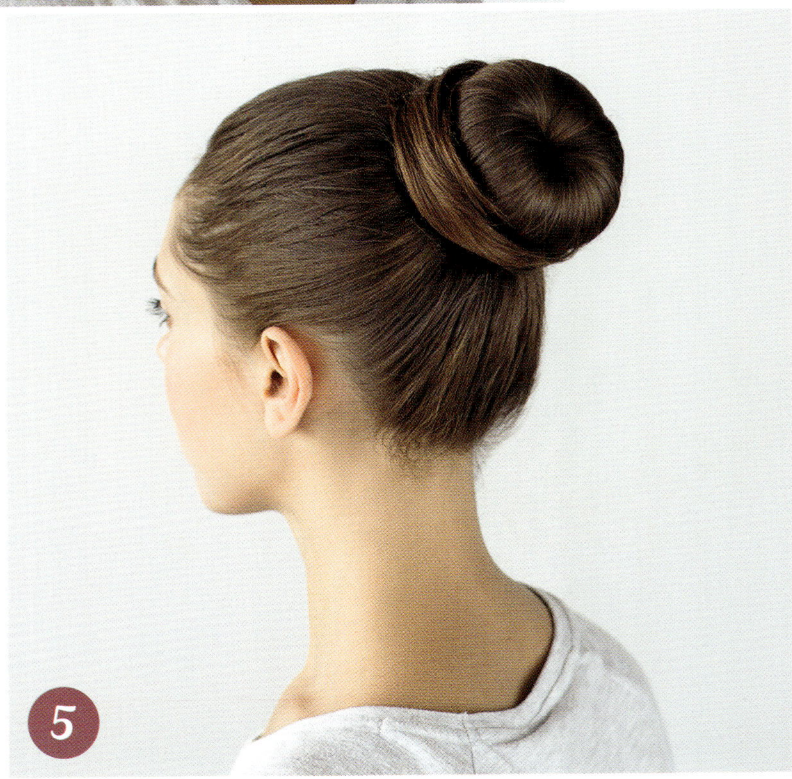

SCHRITT 4: Befestigen Sie die losen Haare rund um den Dutt mit Haarnadeln.
SCHRITT 5: Die Frisur ist fertig. **SCHRITT 6 (s. S. 44):** Die Frisur von vorne.

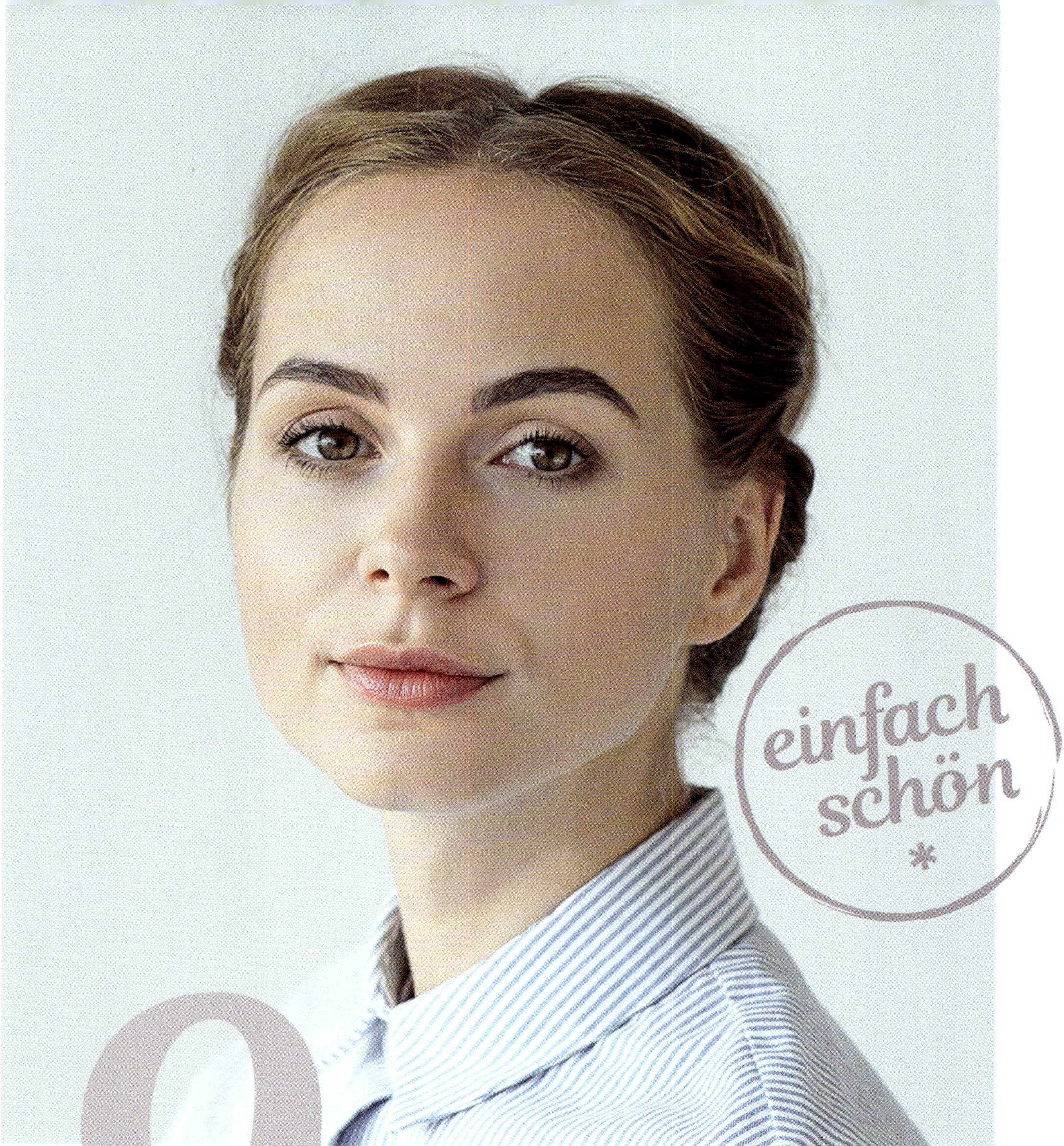

9 GRIECHISCHE WELLE

Eine einfache und schöne Frisur, optimal für heiße Sommertage. Sie sieht nicht nur zu Kleidern, sondern auch zu Alltagsoutfits toll aus.

SCHWIERIGKEITSGRAD: EINFACH. ZEITAUFWAND: 5 MINUTEN. *

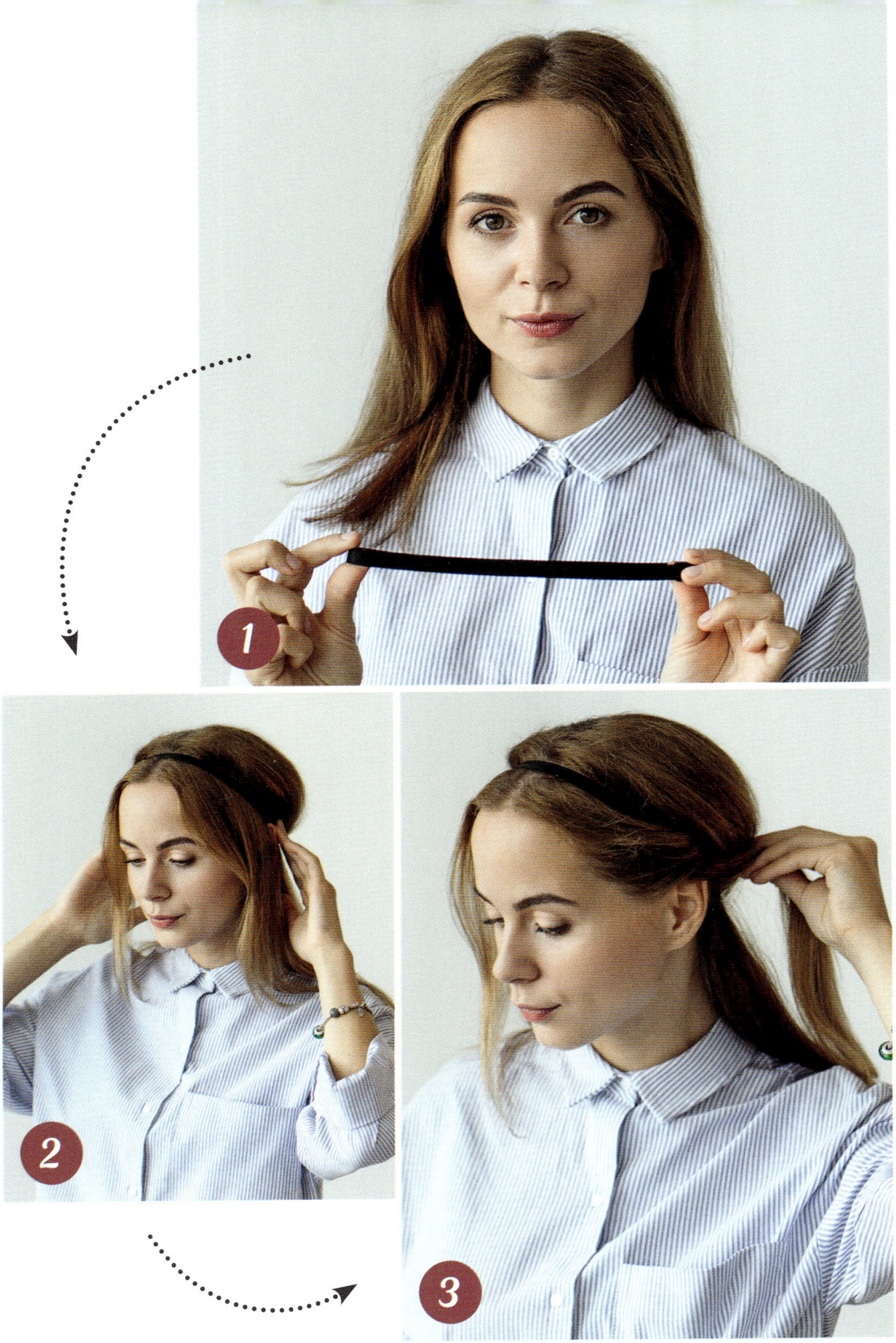

SCHRITT 1: Sie benötigen das spezielle Haarband. **SCHRITT 2:** Setzen Sie das Haarband auf den Kopf. **SCHRITT 3:** Teilen Sie die freien Haare in einzelne Strähnen.

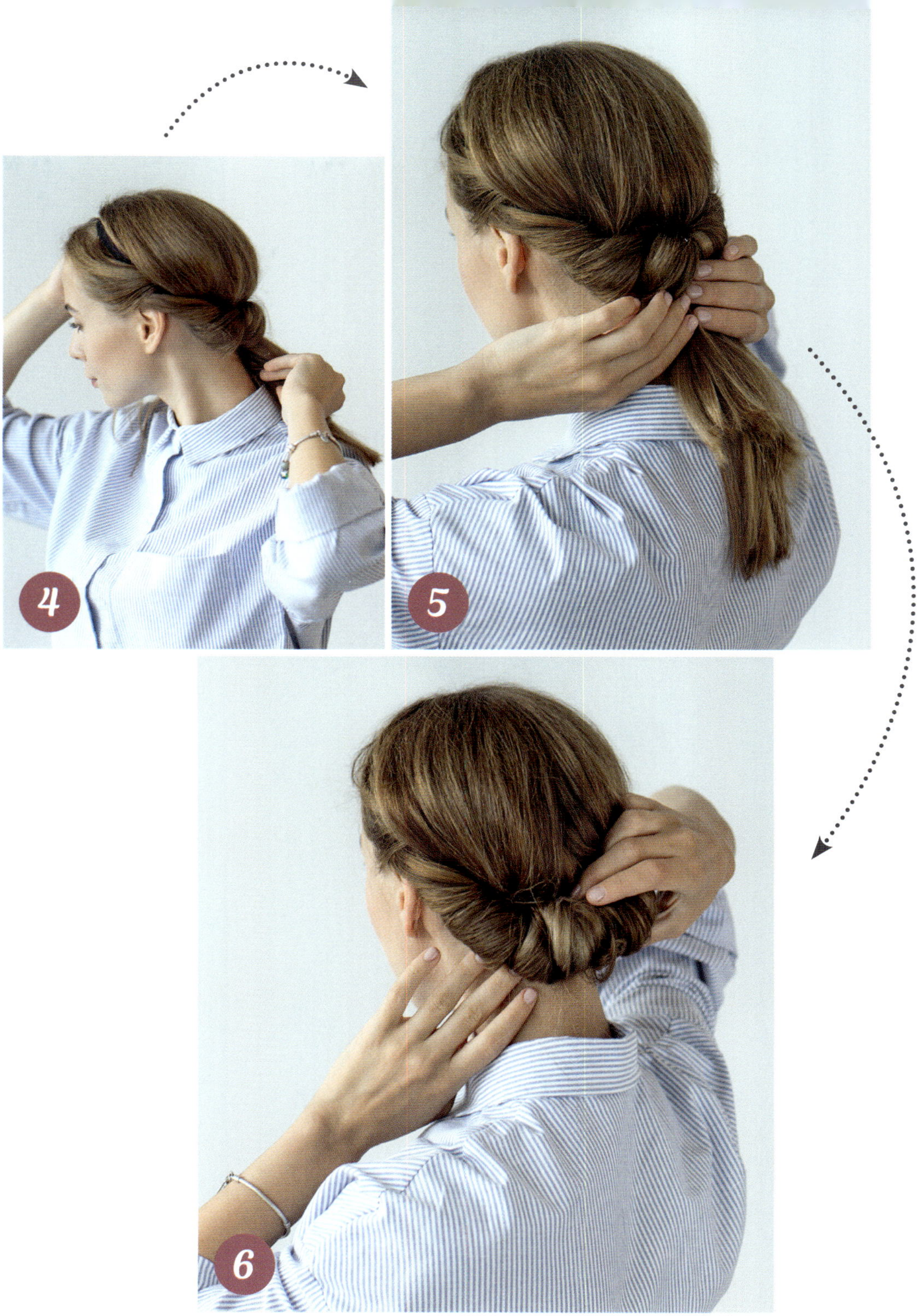

SCHRITT 4: Stecken Sie die Strähnen durch das Haarband und wickeln Sie die Haare um das Band herum. **SCHRITT 5:** Führen Sie dieselben Schritte mit den Haaren am Hinterkopf aus. **SCHRITT 6:** Die Frisur ist fertig. **SCHRITT 7 (s. S. 47):** Die Frisur von vorne.

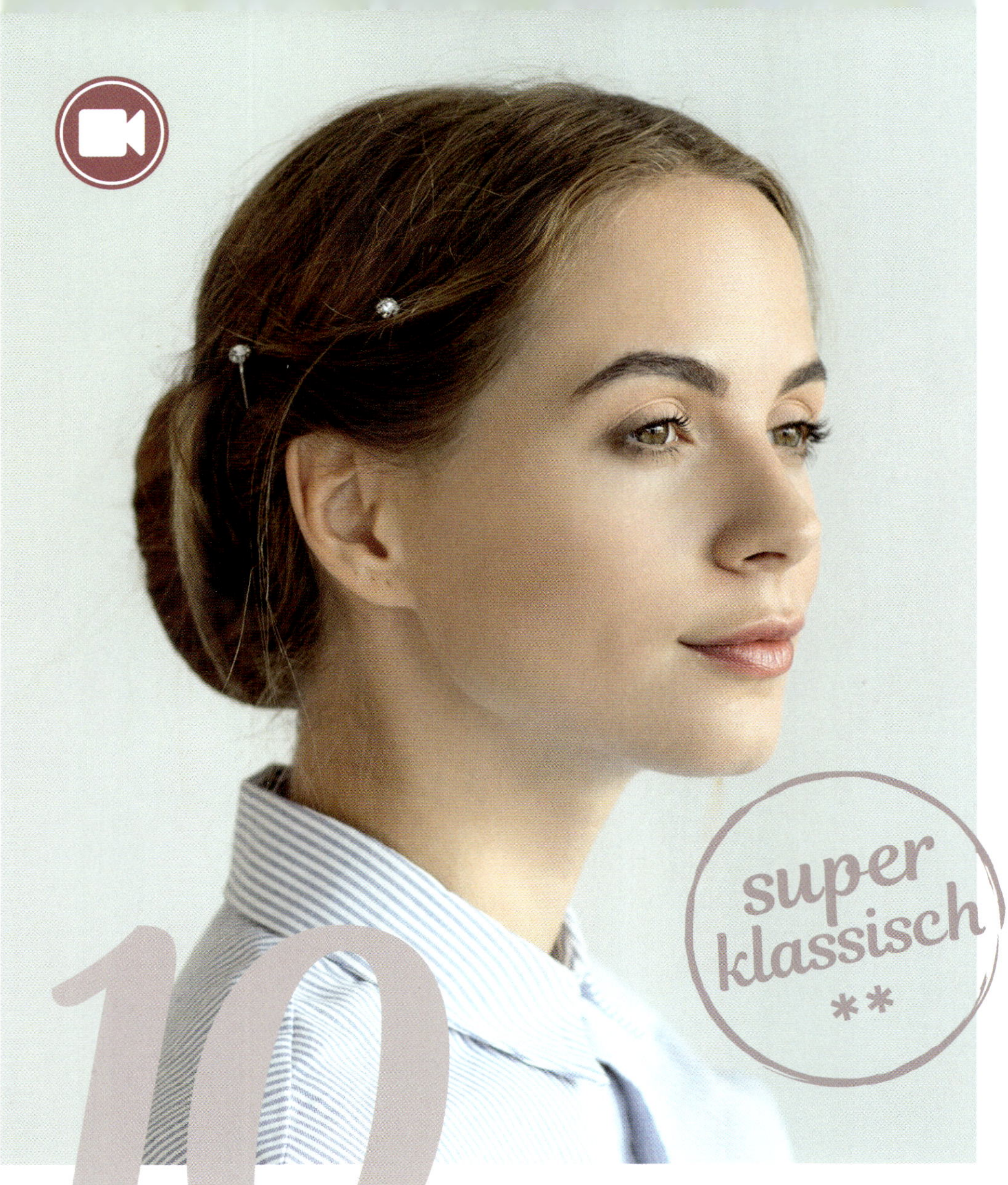

10 DUTT

Eine klassische Frisur für mittellange und lange Haare, die Sie im Alltag tragen können. Mit einigen Strass-Haarnadeln passt die Frisur auch zum Abendoutfit.

SCHWIERIGKEITSGRAD: MITHILFE DES KNOTEN-HAIRSTYLERS SEHR EINFACH.
ZEITAUFWAND: 5–10 MINUTEN. **

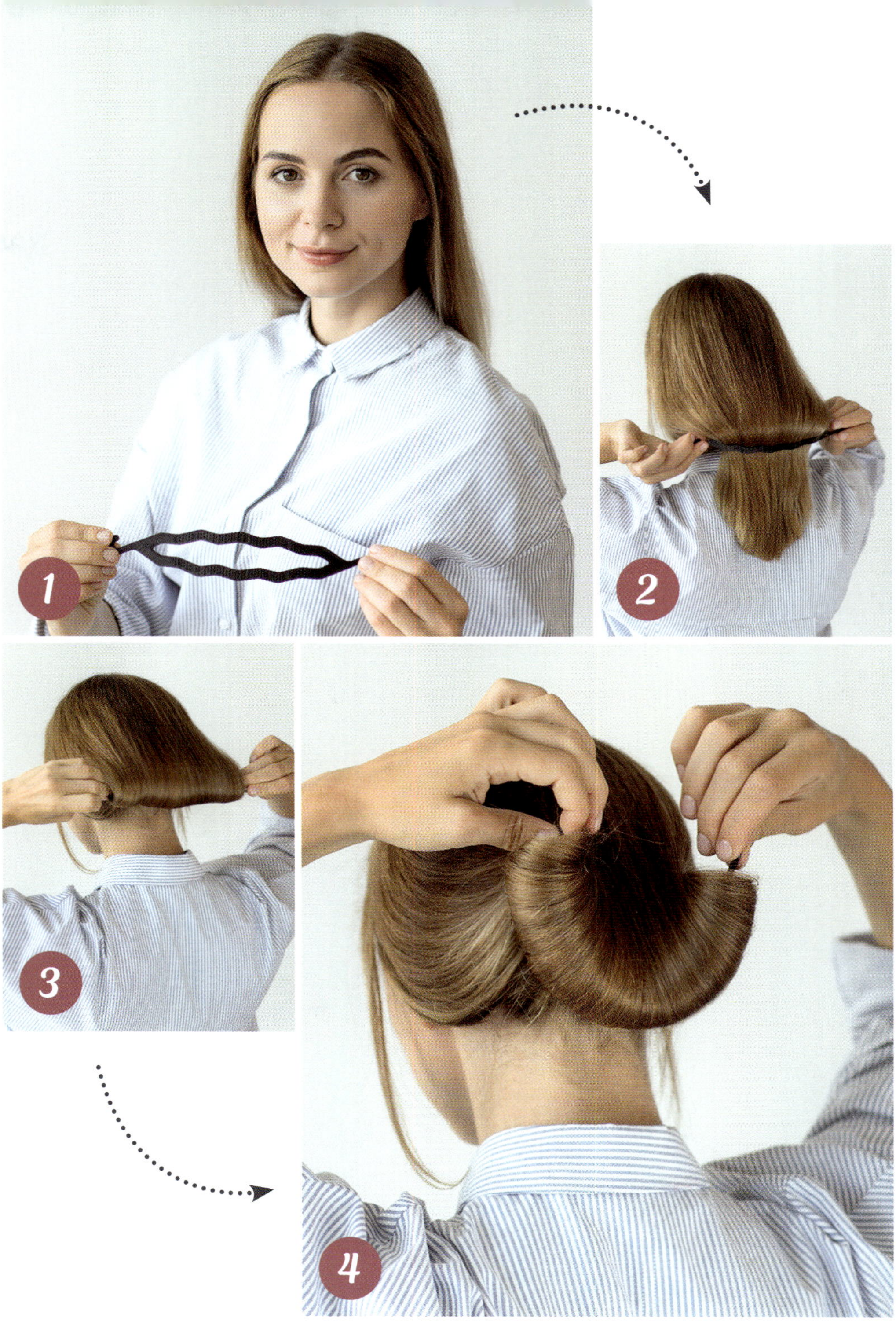

SCHRITT 1: Sie benötigen den Knoten-Haarstyler. **SCHRITT 2:** Schieben Sie diese Spange auf die Haare und platzieren Sie sie nicht weit von den Haarspitzen entfernt. **SCHRITT 3:** Halten Sie die Spange an den Rändern fest und drehen Sie sie nach innen. **SCHRITT 4:** Stellen Sie sicher, dass Sie die Haare weit genug eingedreht haben.

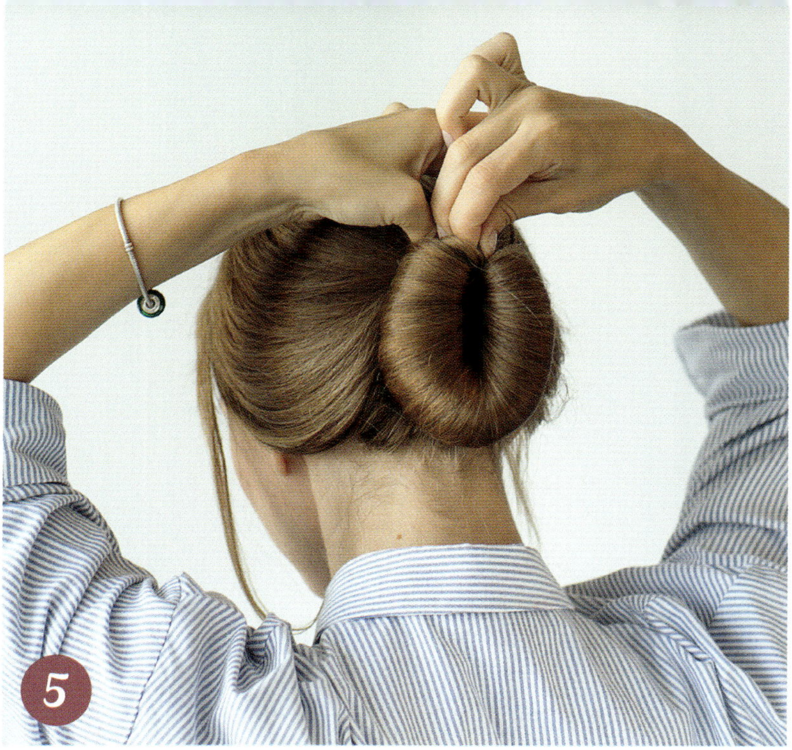

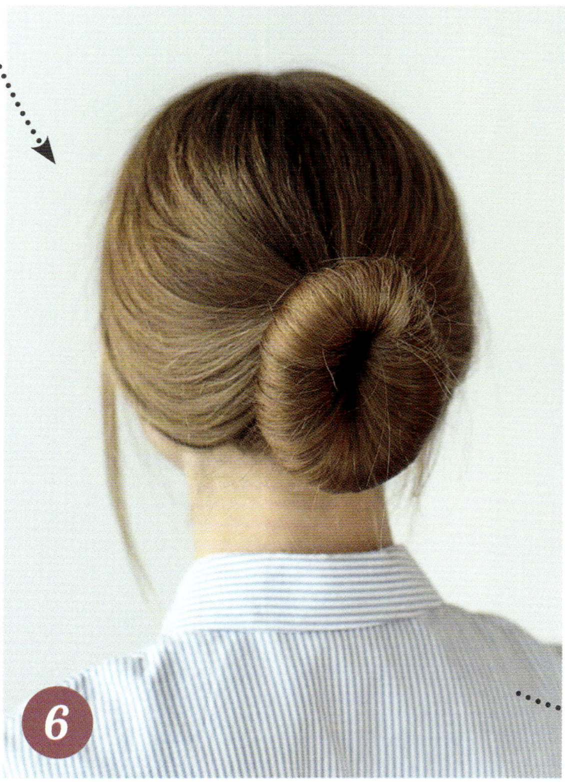

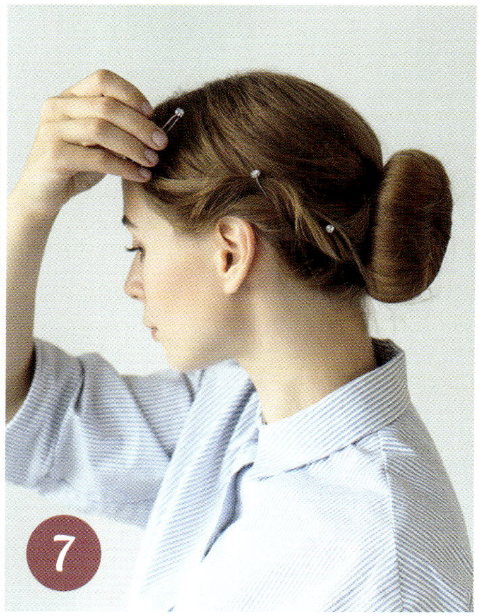

SCHRITT 5: Verschließen Sie die Spange. **SCHRITT 6:** Die Frisur ist fertig. **SCHRITT 7:** Befestigen Sie seitlich noch einige Strass-Haarnadeln. Die Frisur ist fertig. **SCHRITT 8 (s. S. 50):** Die Frisur von vorne.

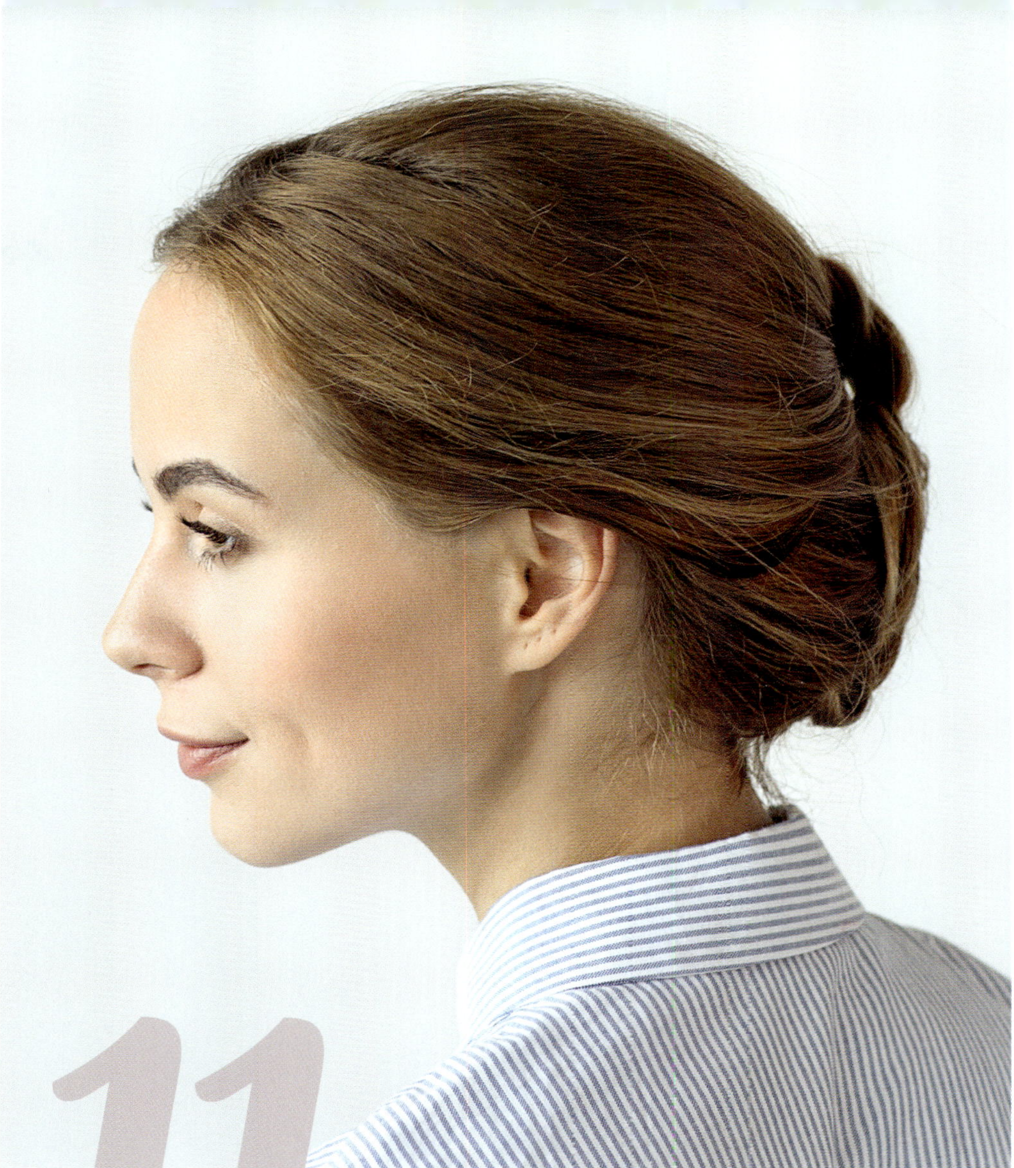

11

SEEMANNS-KNOTEN

Eine großartige Frisur für Frauen, die ihre Haare gerne hochgesteckt tragen. Sie passt sowohl für den Alltag als auch fürs Büro.

SCHWIERIGKEITSGRAD: RELATIV EINFACH. ZEITAUFWAND: 10 MINUTEN. **

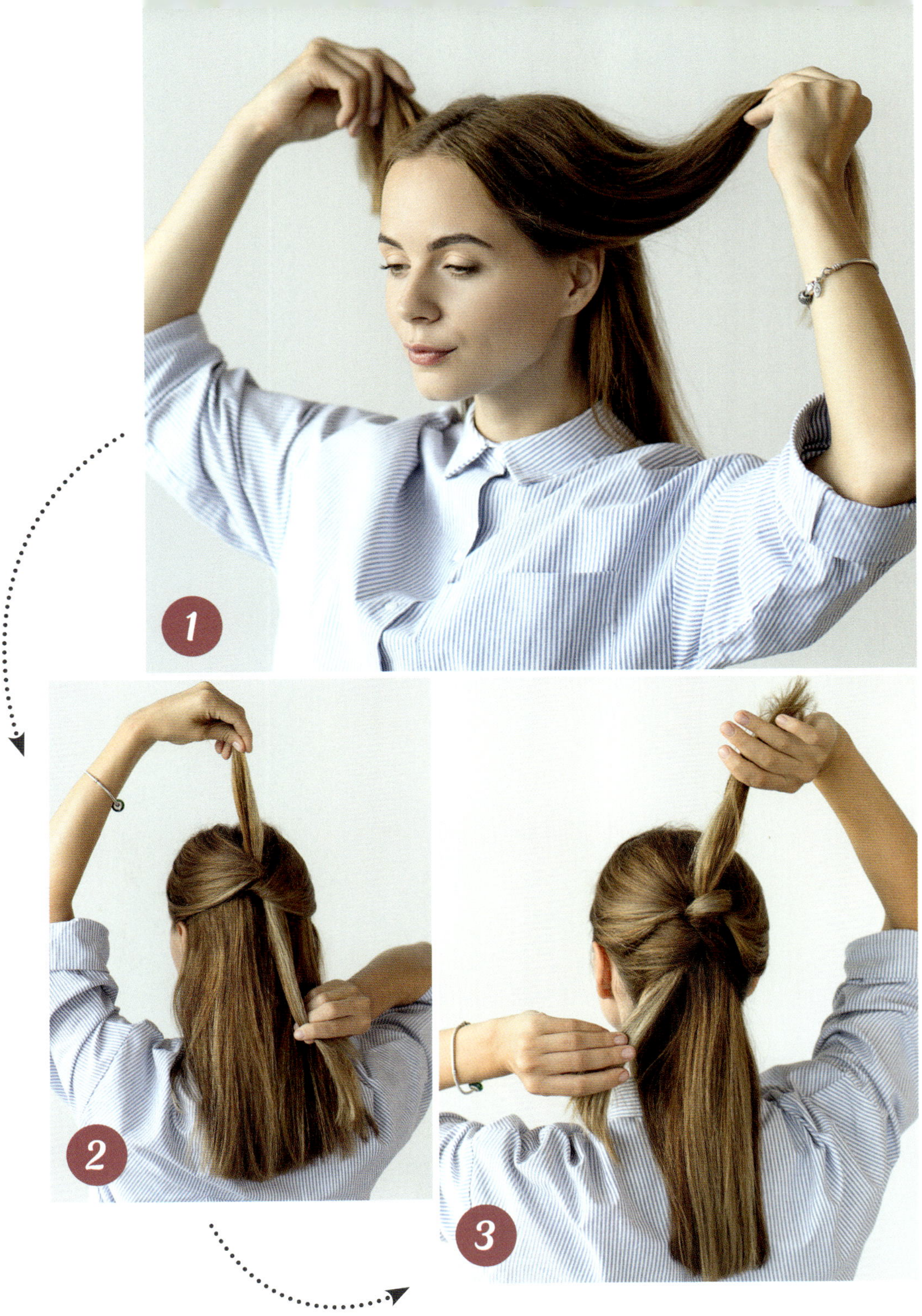

SCHRITT 1: Teilen Sie am Vorderkopf zwei Haarsträhnen ab. **SCHRITT 2:** Binden Sie diese am Hinterkopf zu einem Knoten. **SCHRITT 3:** Teilen Sie zwei Strähnen in der Mitte des Hinterkopfs ab und binden Sie diese zusammen mit den Strähnen aus dem oberen Hinterkopf ebenfalls zu einem Knoten.

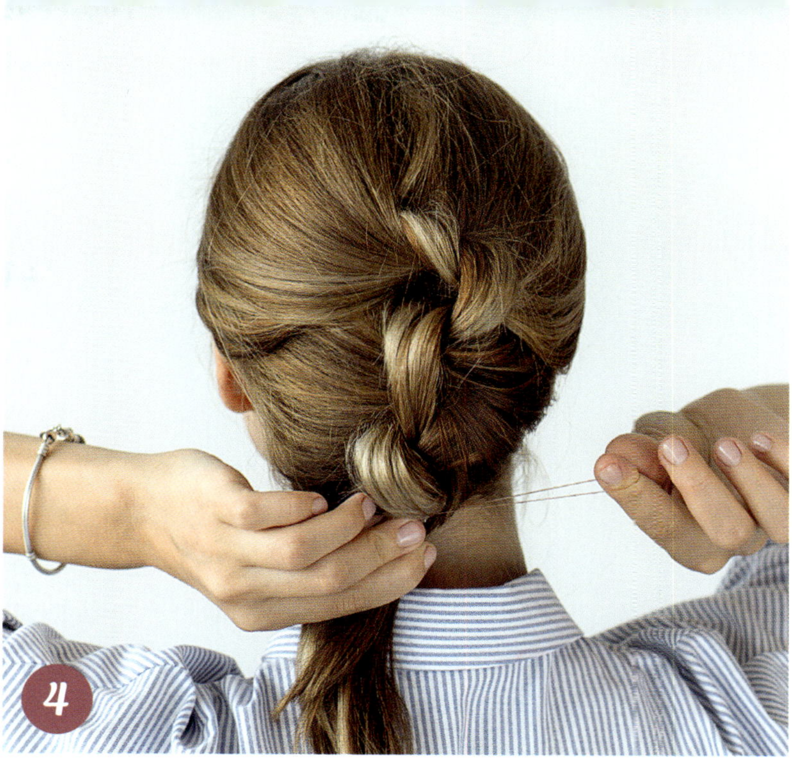

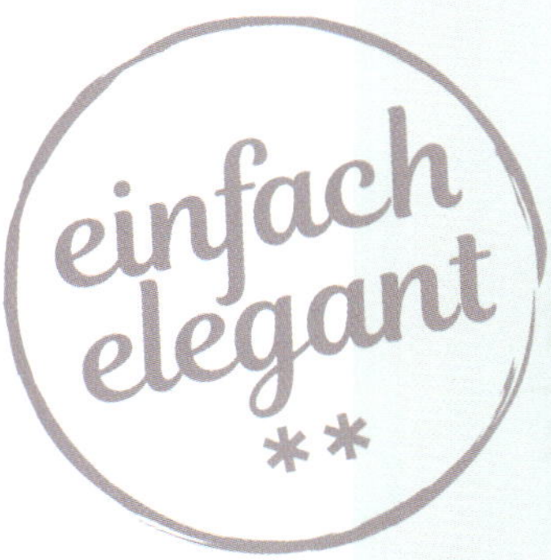

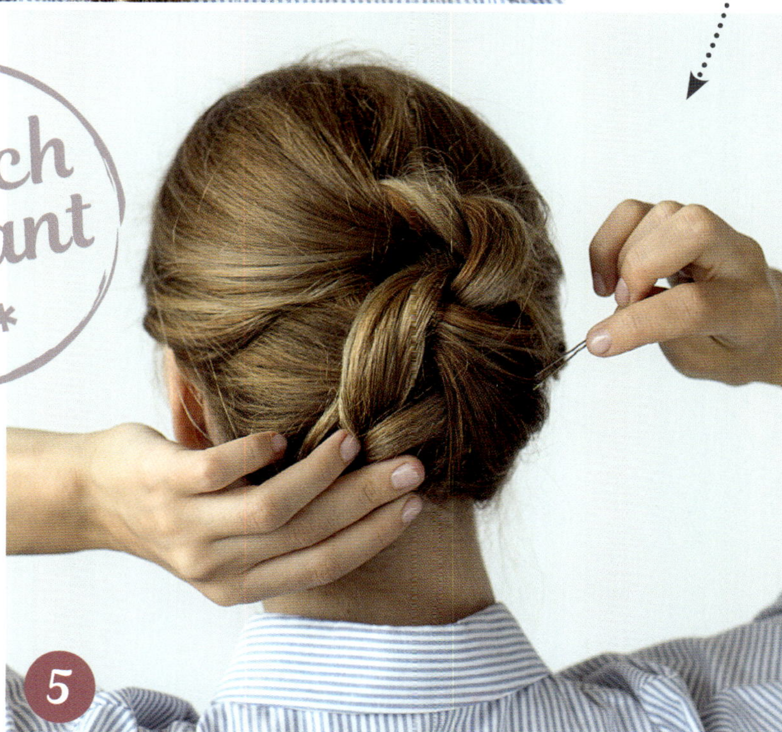

SCHRITT 4: Teilen Sie wiederum zwei Strähnen am unteren Hinterkopf ab und binden Sie diese mit den früheren Strähnen zu einem Knoten. **SCHRITT 5:** Befestigen Sie die freien Haare mit Haarnadeln. **SCHRITT 6 (s. S. 53):** Die Frisur ist fertig.

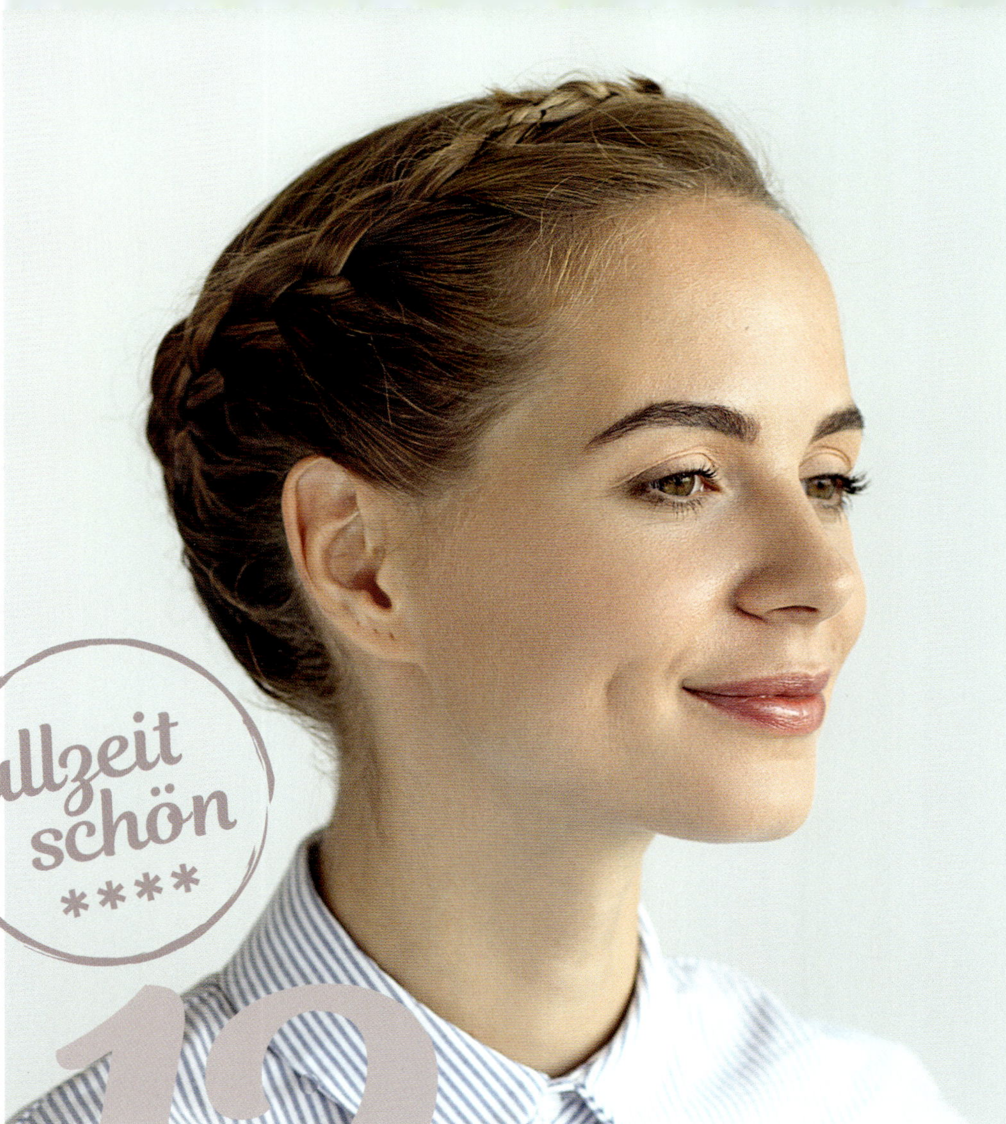

allzeit schön ****

12 HELGAS KRANZ

Eine verblüffend schöne Frisur für jede Gelegenheit. Sie brauchen Zeit, um die Frisur zu üben, aber nach dem dritten, vierten Mal werden Sie keine Probleme mehr haben.

SCHWIERIGKEITSGRAD: MITTEL. ZEITAUFWAND: 15–20 MINUTEN. ****

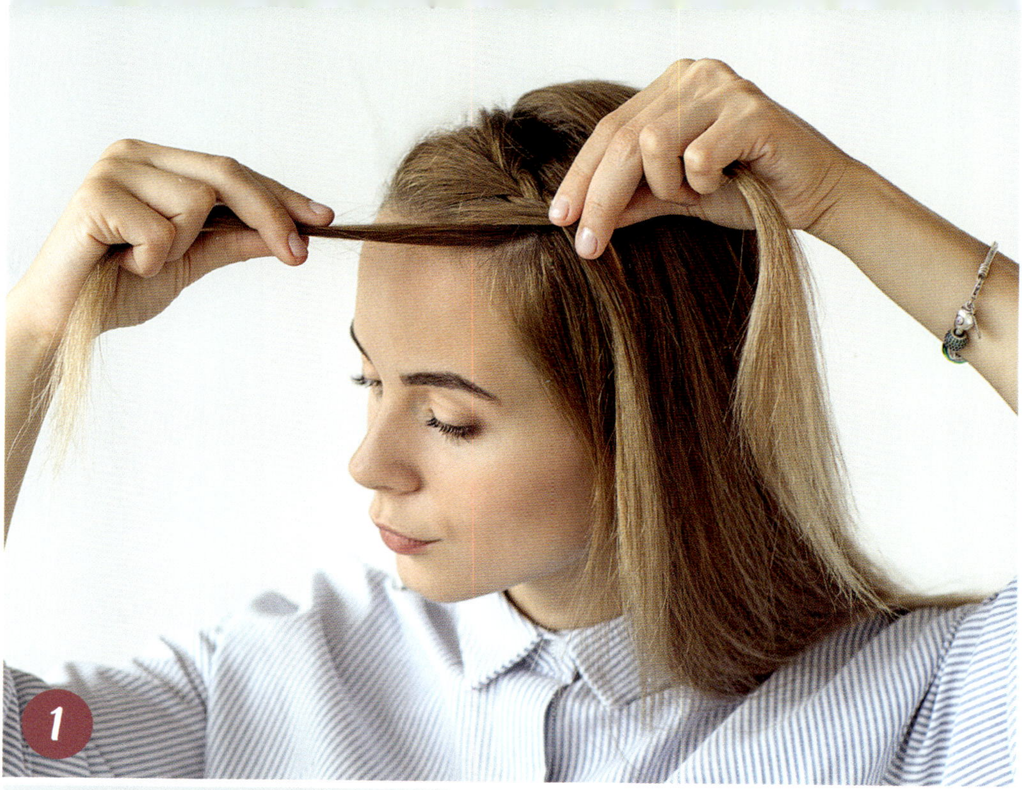

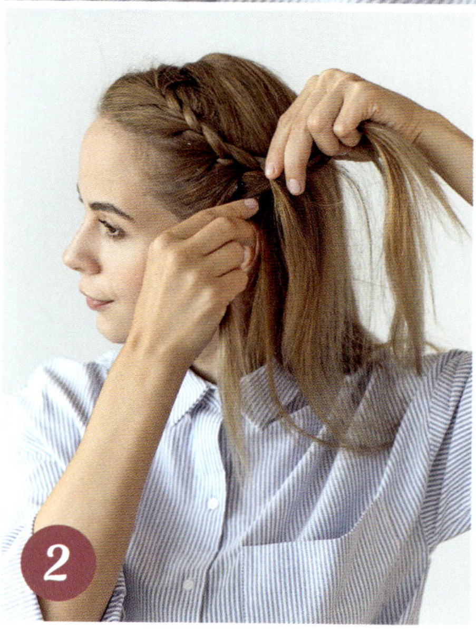

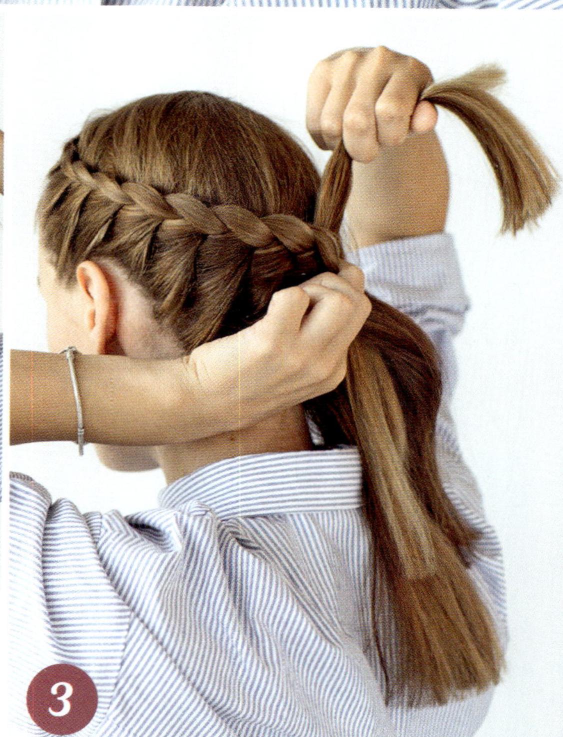

SCHRITT 1: Teilen Sie über der Stirn drei Strähnen ab und flechten Sie diese auf einer Seite entlang miteinander. **SCHRITT 2:** Flechten Sie weitere Strähnen von unten in den Zopf ein. **SCHRITT 3:** Flechten Sie den Zopf bis zum Hinterkopf weiter.

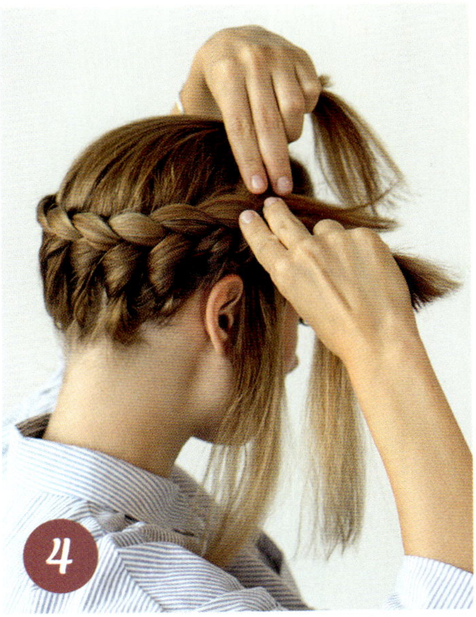

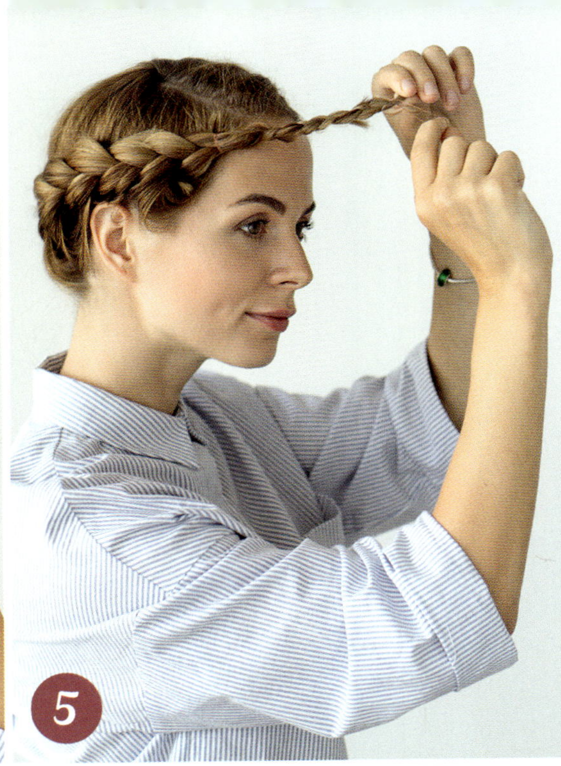

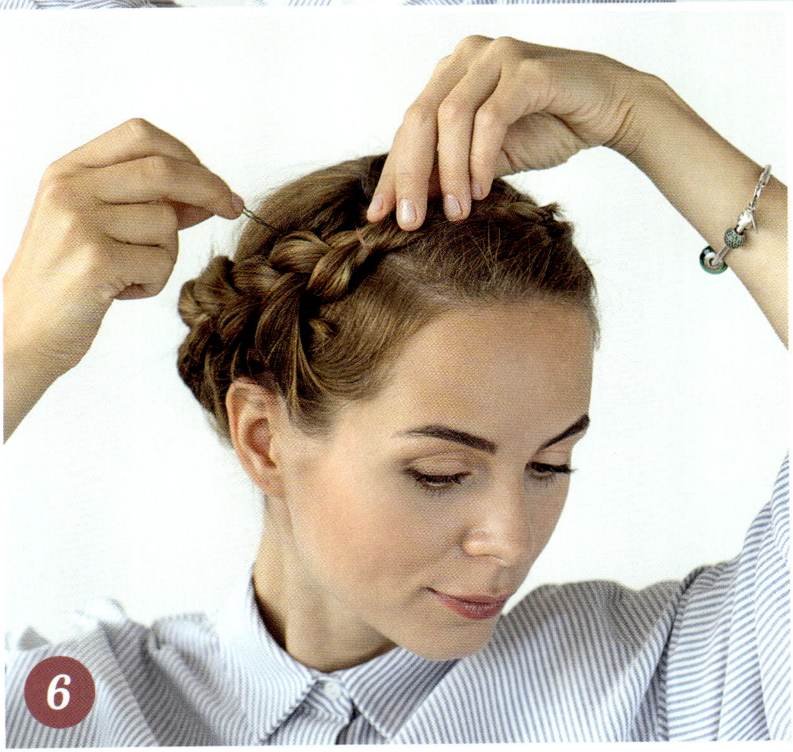

SCHRITT 4: Fügen Sie alle Haare von unten als neue Strähnen hinzu und flechten Sie den Zopf um den Kopf herum. **SCHRITT 5:** Flechten Sie weiter und befestigen Sie das Ende mit einem Haargummi. **SCHRITT 6:** Fixieren Sie die Frisur mit Haarnadeln. **SCHRITT 7 (s. S. 56):** Die Frisur ist fertig.

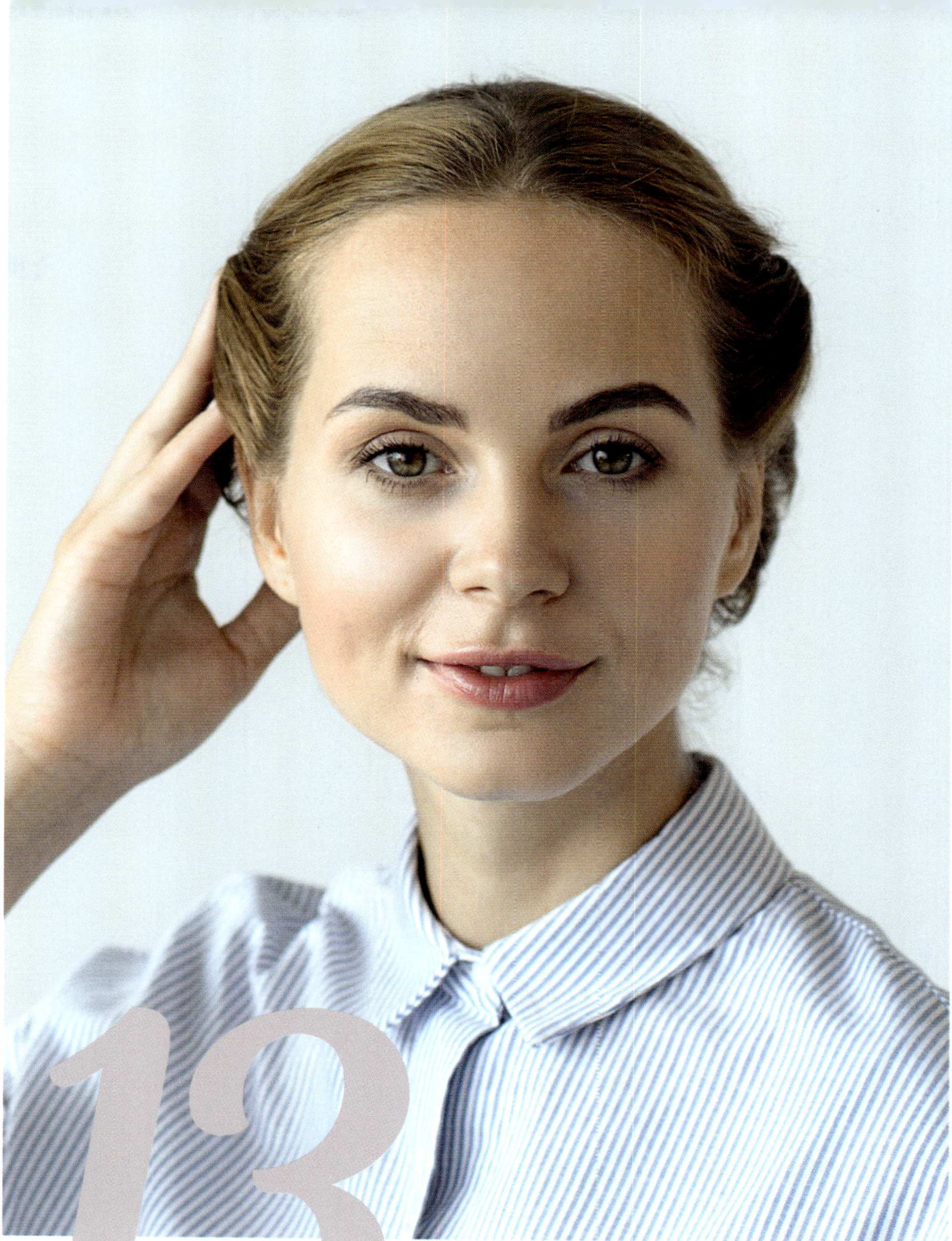

13

ANGELINA

Eine hübsche Frisur für mittellange und lange Haare, die Sie im Alltag tragen können.

SCHWIERIGKEITSGRAD: EINFACH. ZEITAUFWAND: 10–15 MINUTEN. ***

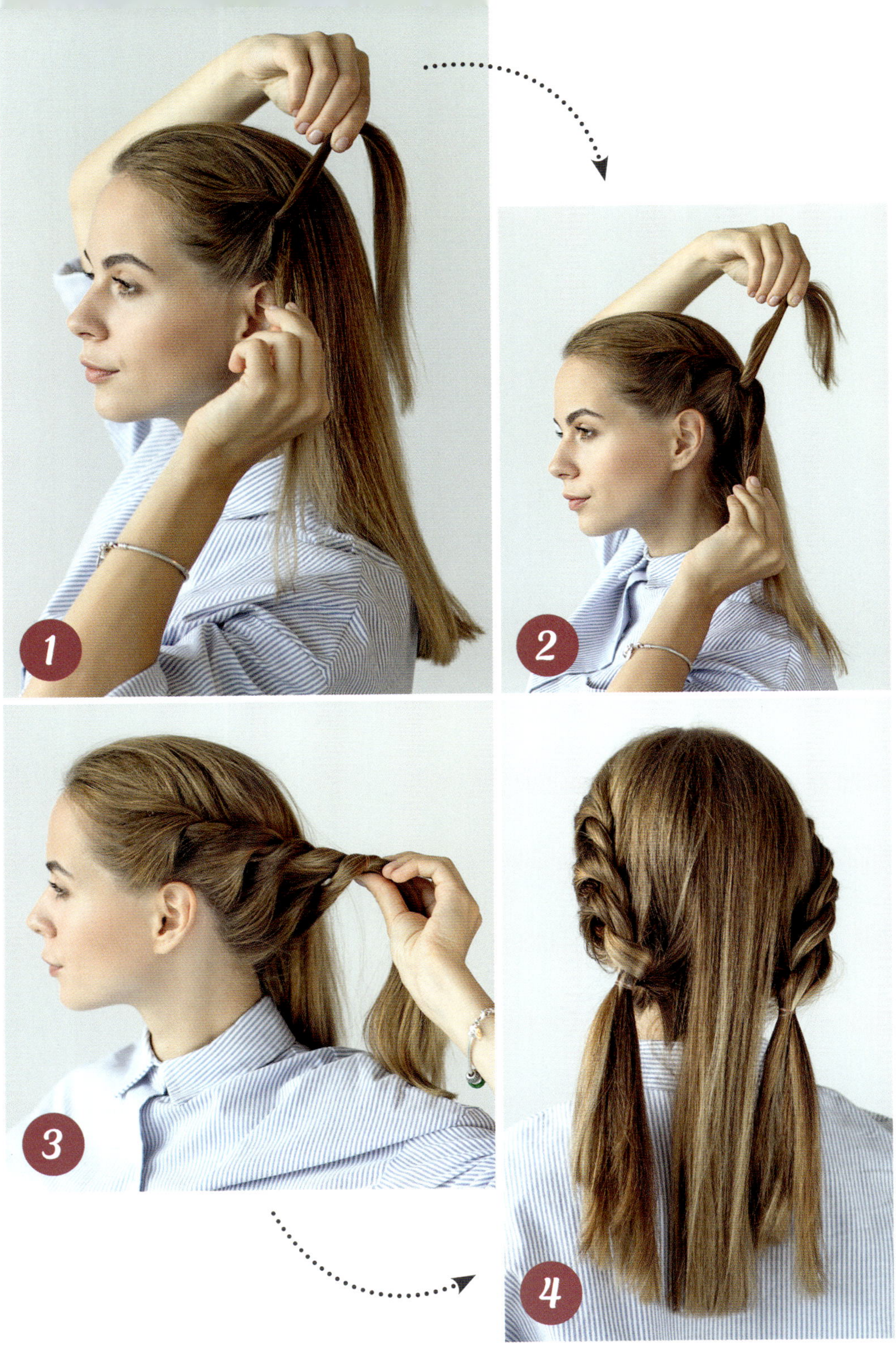

SCHRITT 1: Teilen Sie seitlich am Vorderkopf zwei Strähnen ab. **SCHRITT 2:** Drehen Sie diese zu einer Kordel. **SCHRITT 3:** Drehen Sie weiter und fügen Sie immer neue Strähnen hinzu. **SCHRITT 4:** Wiederholen Sie das Eindrehen auch auf der anderen Seite.

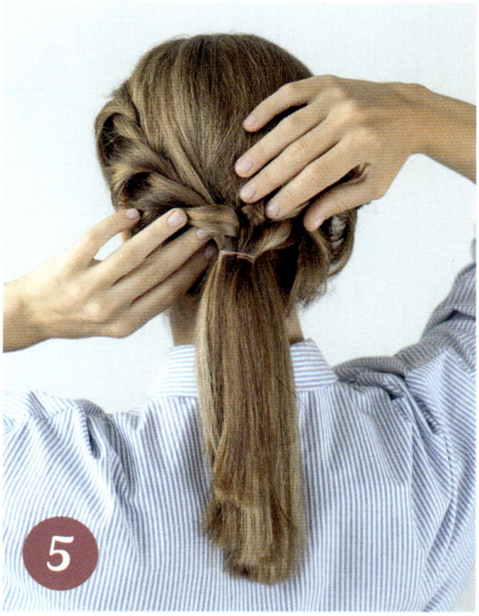

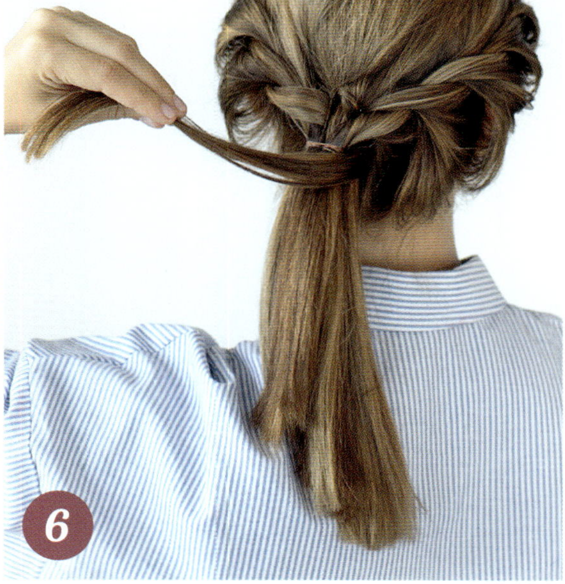

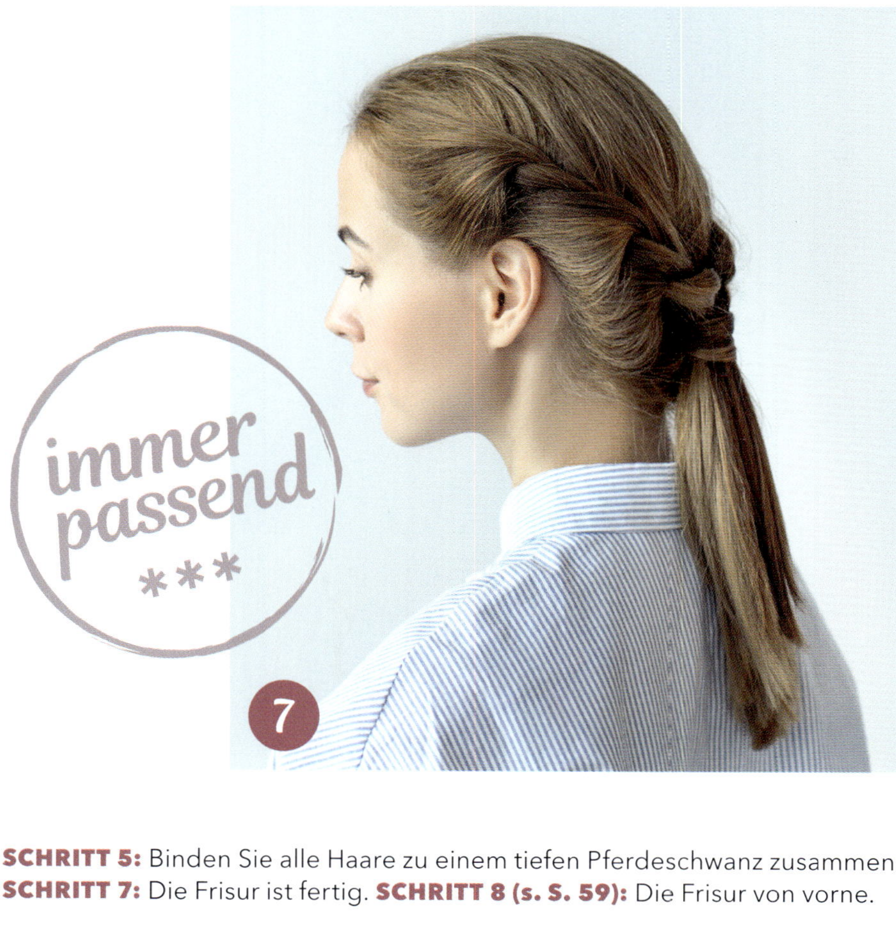

SCHRITT 5: Binden Sie alle Haare zu einem tiefen Pferdeschwanz zusammen.
SCHRITT 7: Die Frisur ist fertig. **SCHRITT 8 (s. S. 59):** Die Frisur von vorne.

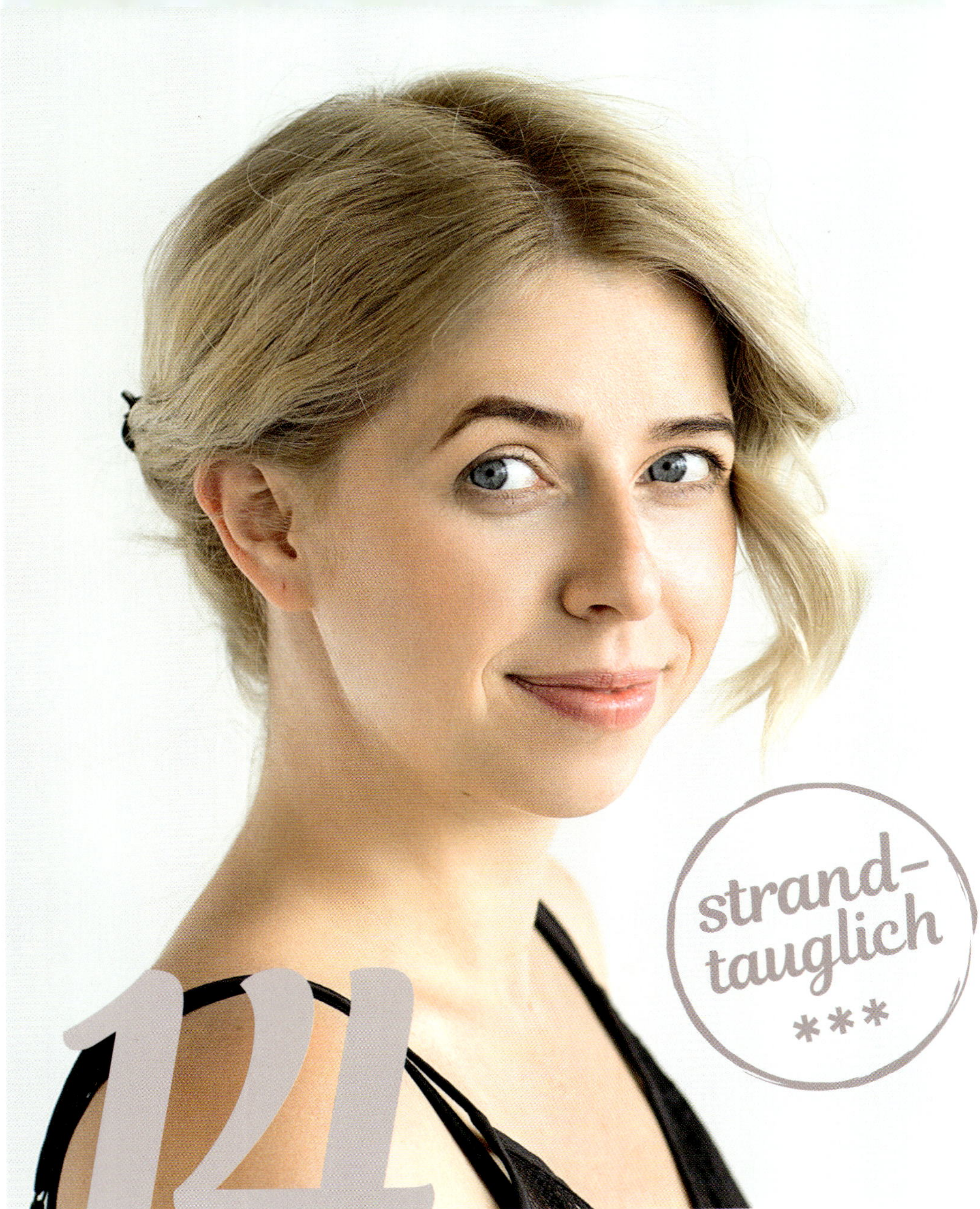

14 MARION

Eine verspielte Frisur für mittellange Haare, die Sie im Alltag tragen können.

SCHWIERIGKEITSGRAD: RELATIV EINFACH, ETWAS ÜBUNG IST JEDOCH NOTWENDIG. ZEITAUFWAND: 10–15 MINUTEN. ***

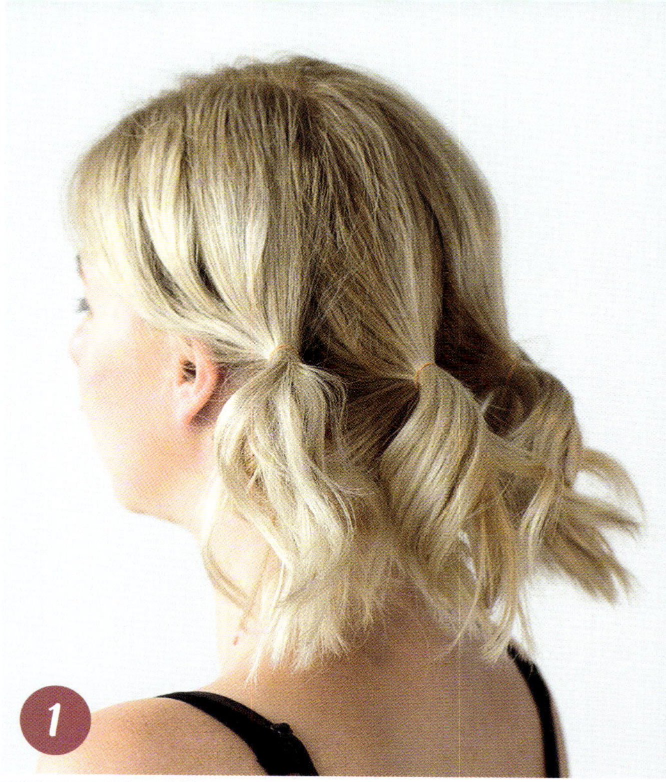

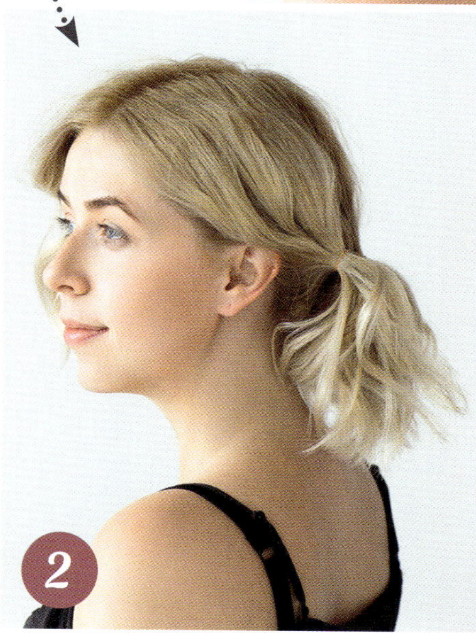

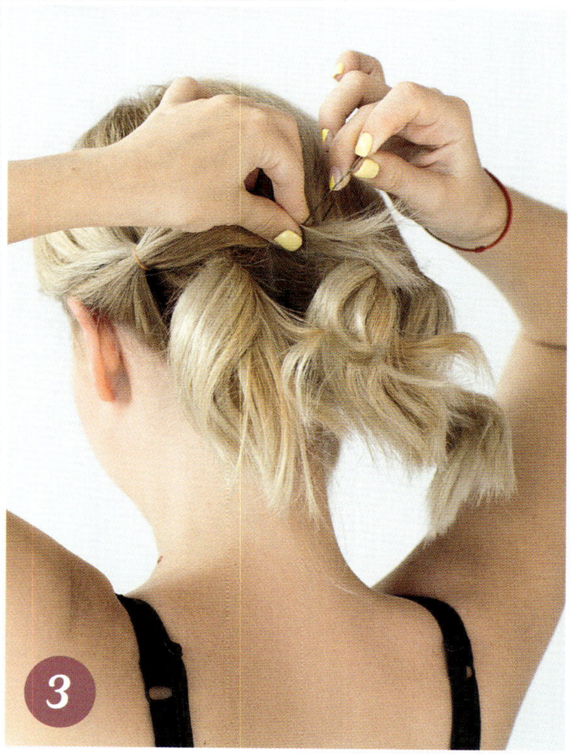

SCHRITT 1: Teilen Sie die Haare mithilfe eines Mittelscheitels. **SCHRITT 2:** Binden Sie am unteren Hinterkopf vier Pferdeschwänze. **SCHRITT 3:** Stecken Sie die Haare des ersten seitlichen Pferdeschwanzes über den anderen Pferdeschwänzen fest.

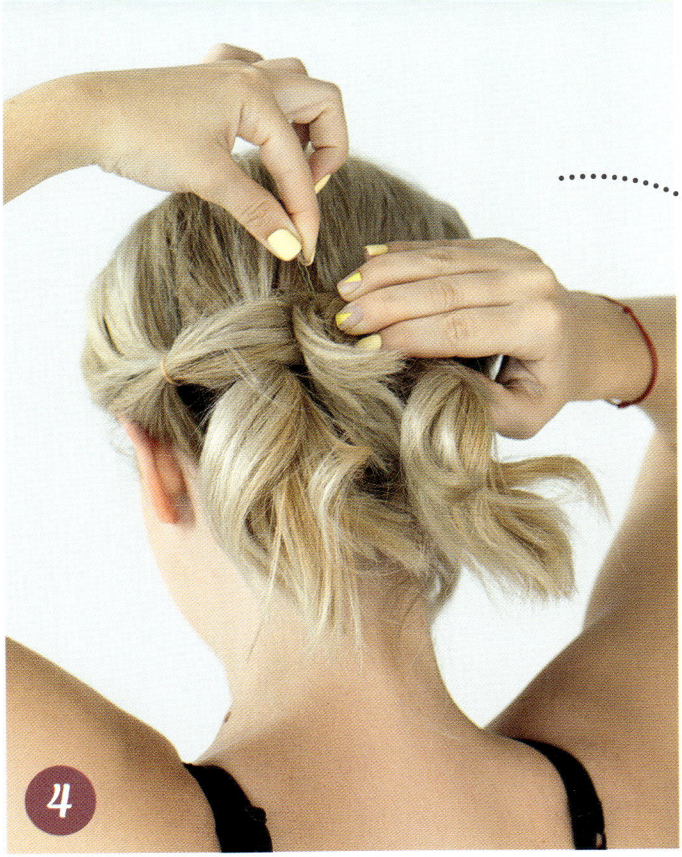

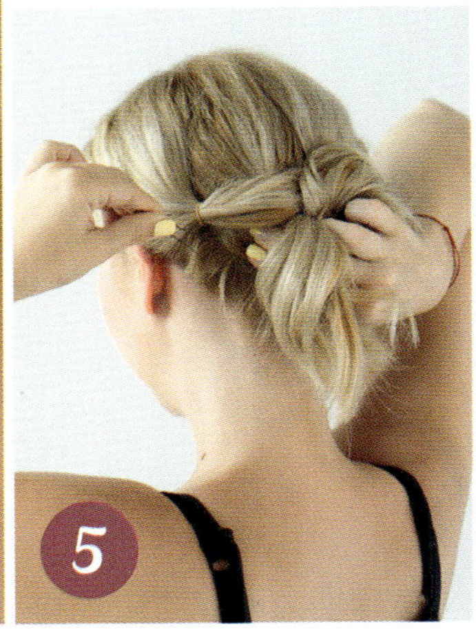

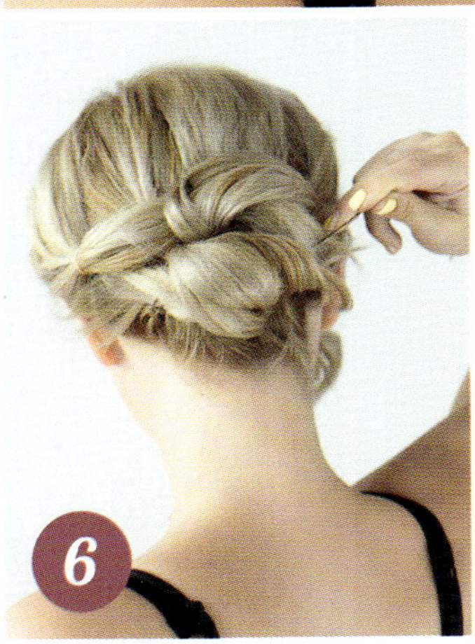

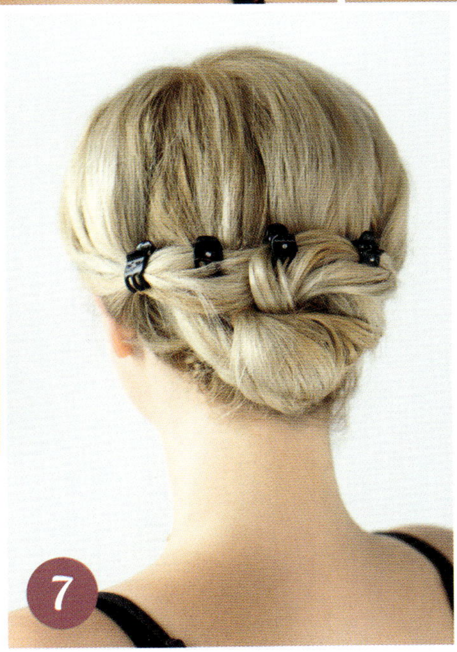

SCHRITTE 4+5: Befestigen Sie die übrigen Haarpartien in freier Reihenfolge.
SCHRITT 6: Gehen Sie sicher, dass die Frisur gut mit Haarnadeln fixiert ist.
SCHRITT 7: Befestigen Sie zusätzlich schöne Haarspangen. **SCHRITT 8 (s. S. 62):** Die Frisur von vorne.

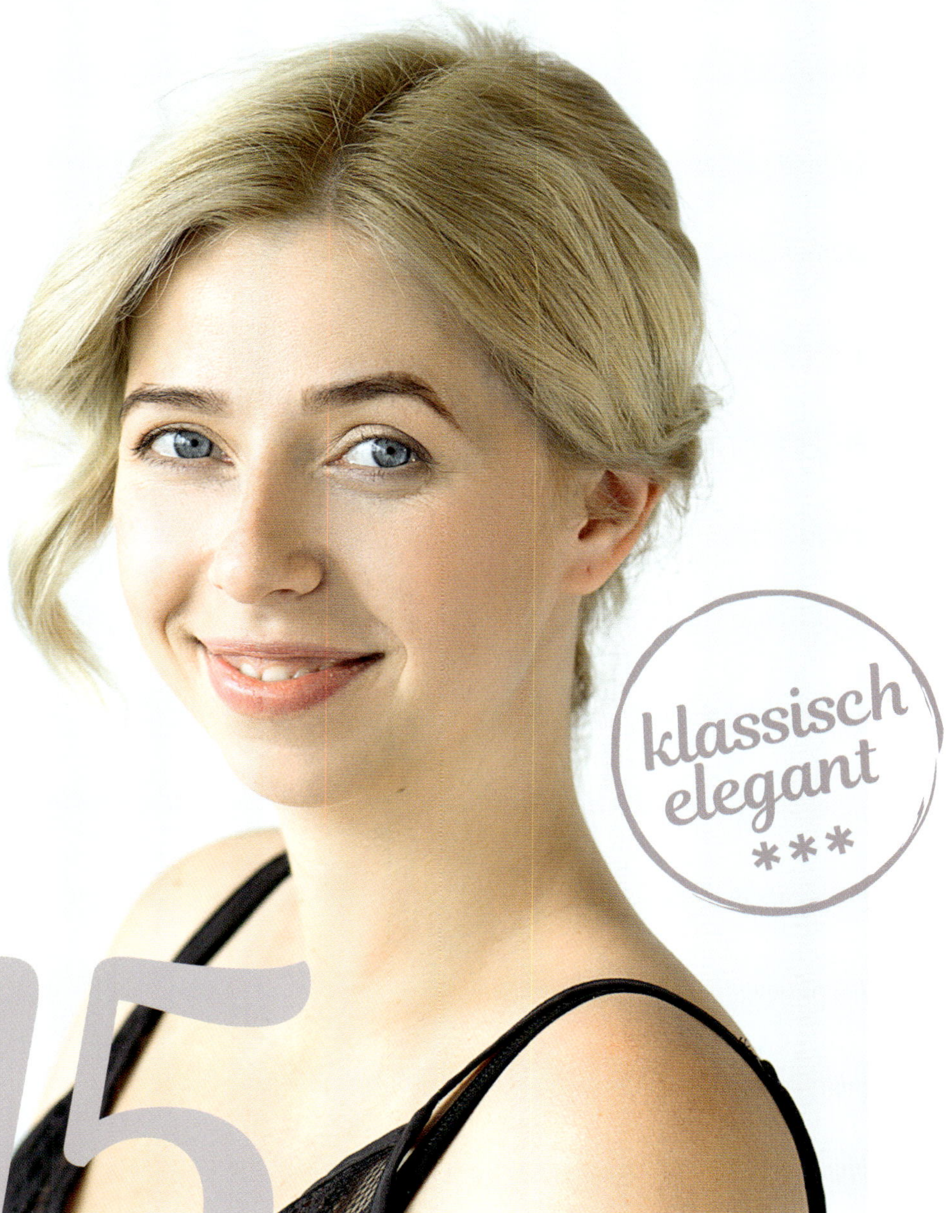

15

AUDREY

Eine klassische Abendfrisur, die nicht nur mit langen, sondern auch mit mittellangen Haaren möglich ist.

SCHWIERIGKEITSGRAD: EIN WENIG ÜBUNG NOTWENDIG.
ZEITAUFWAND: 15 MINUTEN. ***

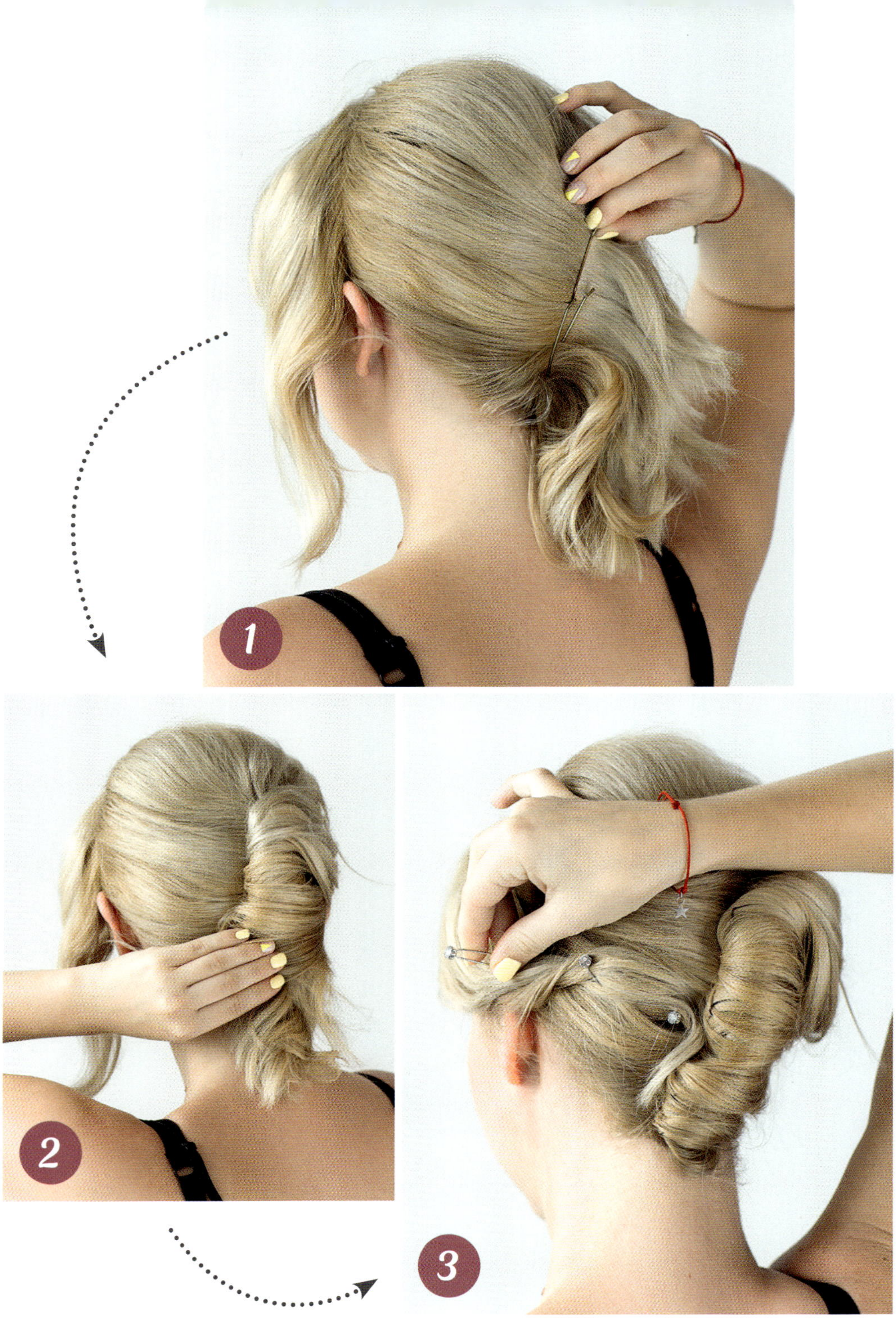

SCHRITT 1: Fixieren Sie die Haare senkrecht am Hinterkopf mit Haarklammern. **SCHRITT 2:** Drehen Sie die freien Haare zu einer Rolle ein und befestigen Sie diese gut mit Haarnadeln. **SCHRITT 3:** Ergänzen Sie noch Strass-Haarnadeln. **SCHRITT 4 (s. S. 66):** Die Frisur ist fertig.

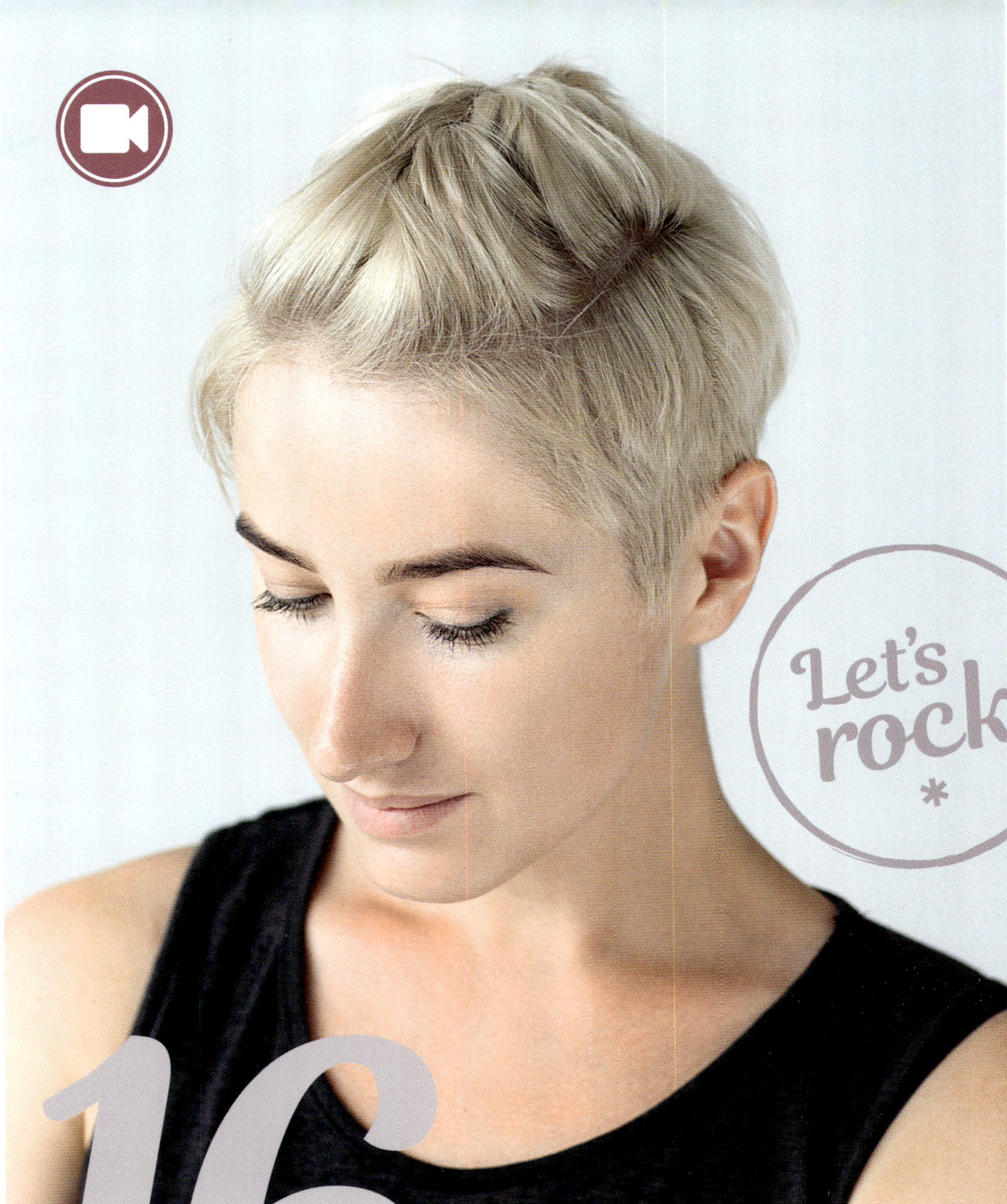

16 ROCK STYLE

Eine verspielte Frisur für Frauen mit Kurzhaarschnitt. Lässt sich gut mit Jeans und T-Shirt kombinieren.

SCHWIERIGKEITSGRAD: EINFACH. ZEITAUFWAND: 5 MINUTEN. *

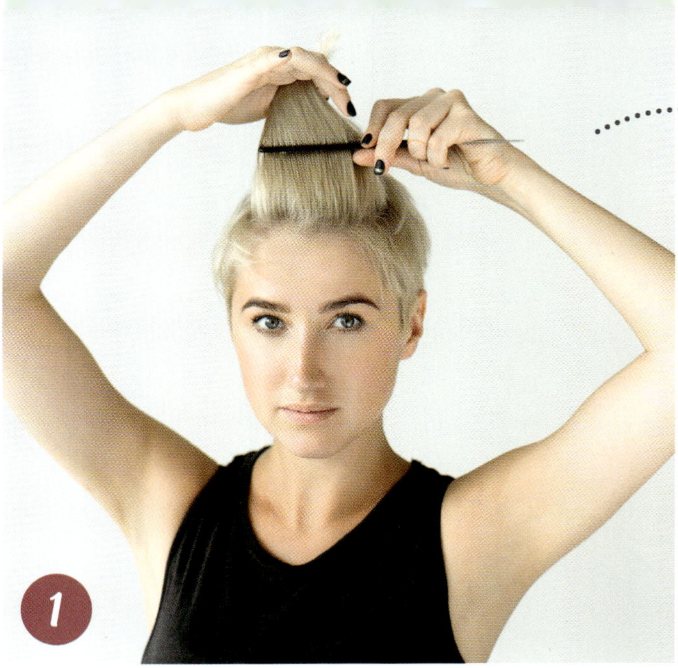

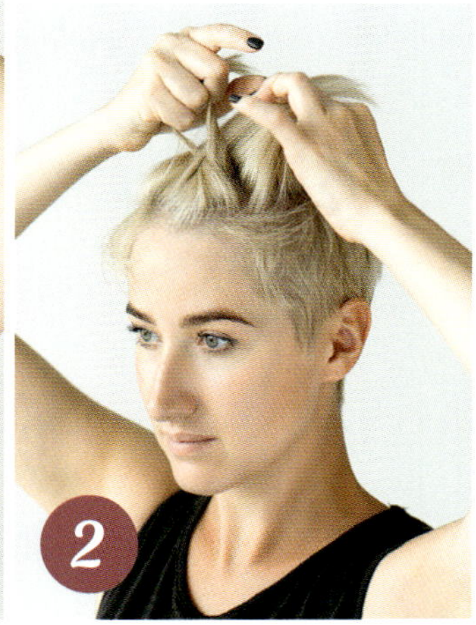

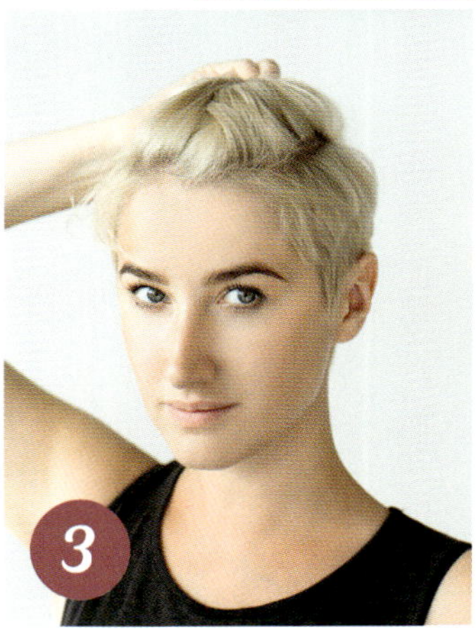

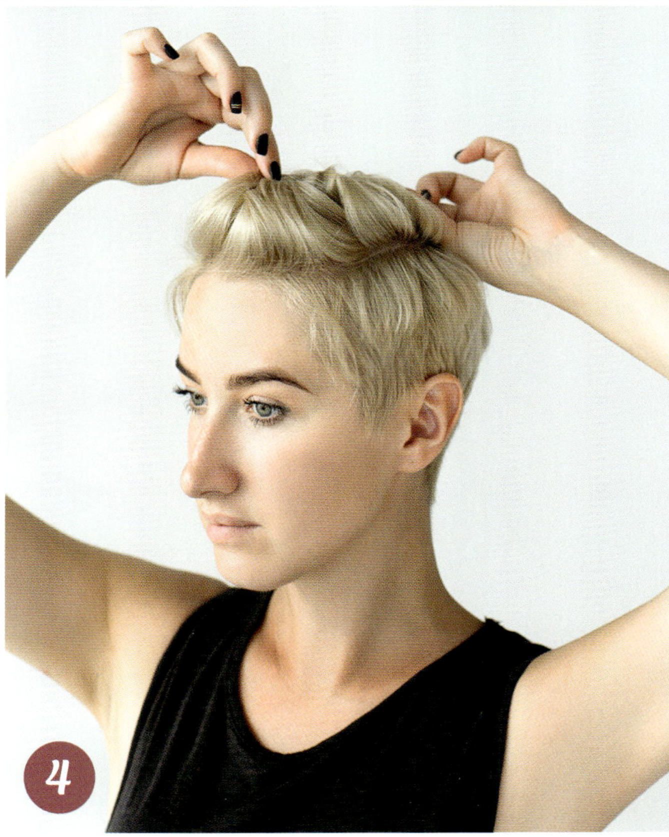

SCHRITT 1: Toupieren Sie die Haare am Oberkopf am Haaransatz mit einem Toupierkamm. **SCHRITT 2:** Flechten Sie einen Zopf aus drei Strähnen. **SCHRITT 3:** Fixieren Sie den Zopf mit Haarnadeln. **SCHRITT 4:** Ziehen Sie den Zopf auseinander und geben Sie der Frisur so zusätzliches Volumen. **SCHRITT 5 (s. S. 67):** Die Frisur ist fertig.

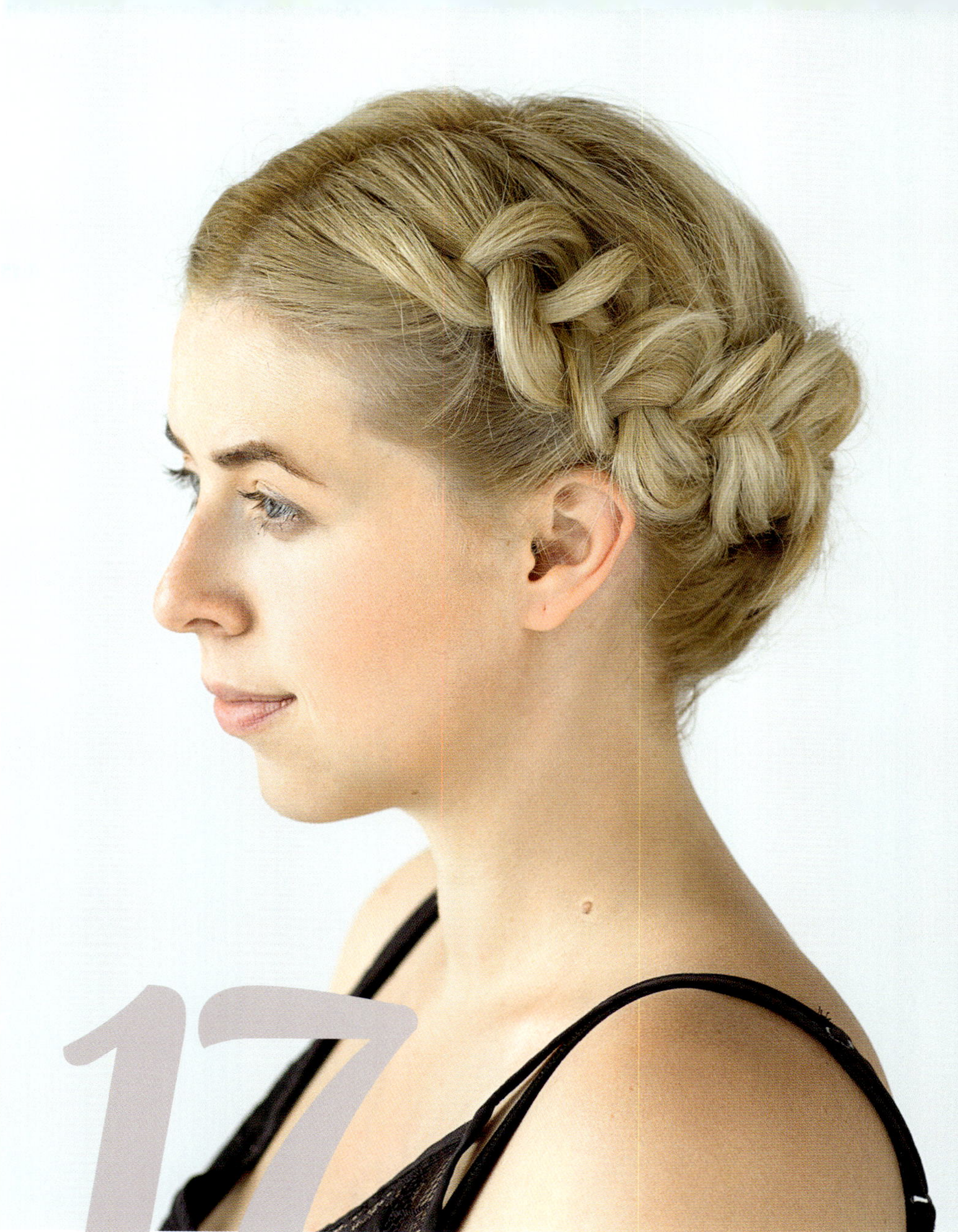

17 LAURA

Eine vielseitige Frisur für jede Haarlänge. Sie passt zu jeder Jahreszeit und auch zu jedem Stil.

SCHWIERIGKEITSGRAD: DAS FLECHTEN MUSS EIN PAAR MAL GEÜBT WERDEN.
ZEITAUFWAND: 10–15 MINUTEN. ***

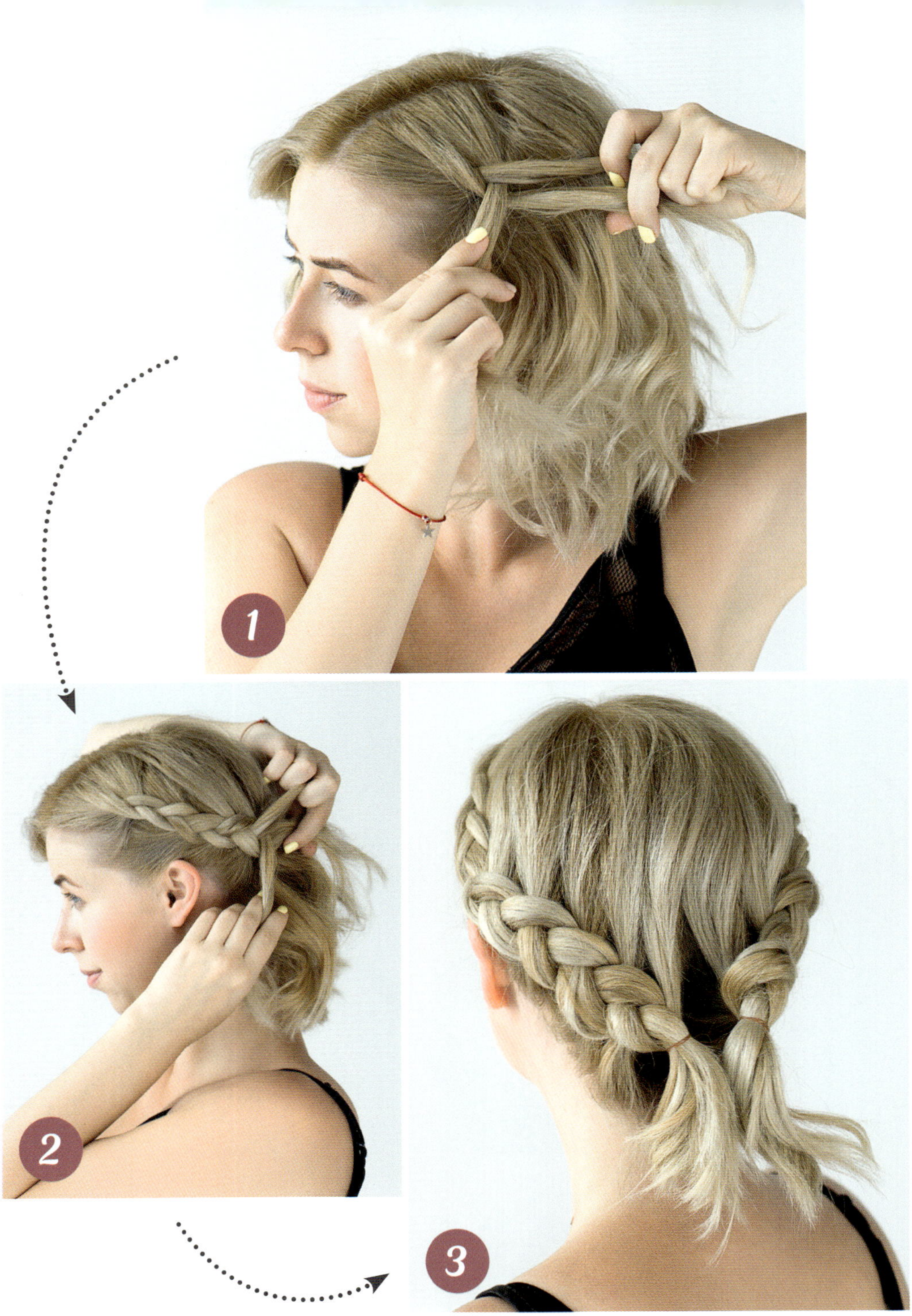

SCHRITT 1: Ziehen Sie einen Mittelscheitel, teilen Sie drei Strähnen am Vorderkopf ab und beginnen Sie, um den Kopf einen holländischen Zopf zu flechten. Dabei legen Sie die Strähnen unter die vorhergehende Strähne. **SCHRITT 2:** Flechten Sie in Richtung Hinterkopf. **SCHRITT 3:** Befestigen Sie den Zopf auf der einen Seite mit einem Haargummi.

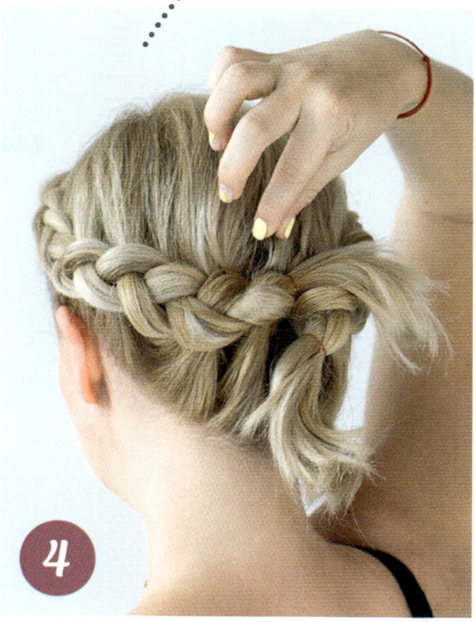

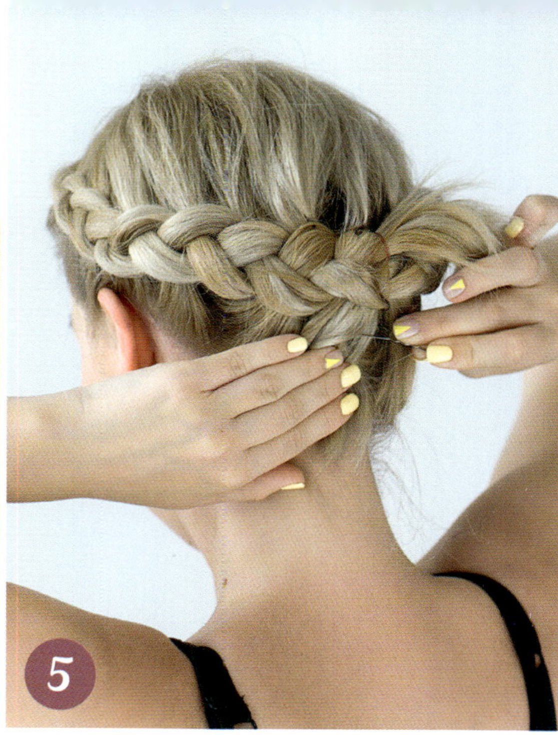

lieblich-
verspielt
***

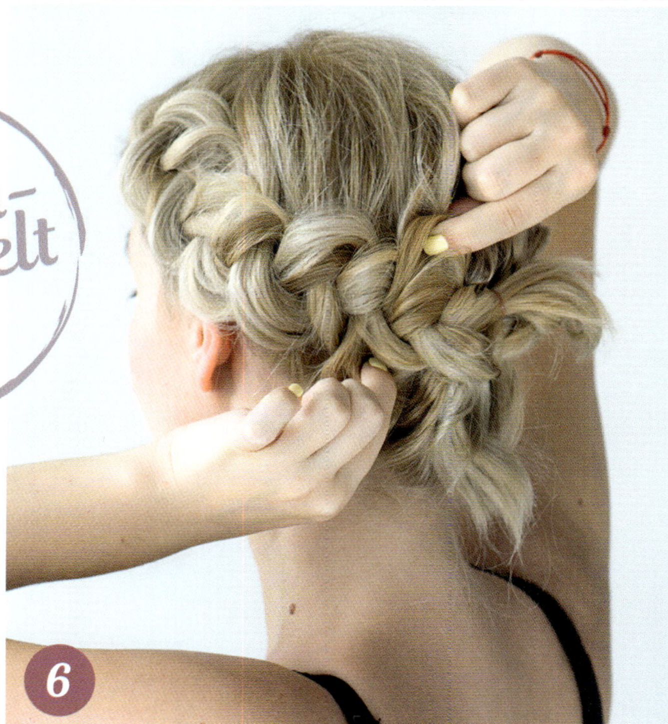

SCHRITT 4: Flechten Sie auch auf der anderen Seite. **SCHRITT 5:** Fixieren Sie die Frisur mit Haarnadeln. **SCHRITT 6:** Ziehen Sie die Zöpfe für mehr Volumen auseinander. **SCHRITT 7 (s. S. 69):** Die Frisur ist fertig.

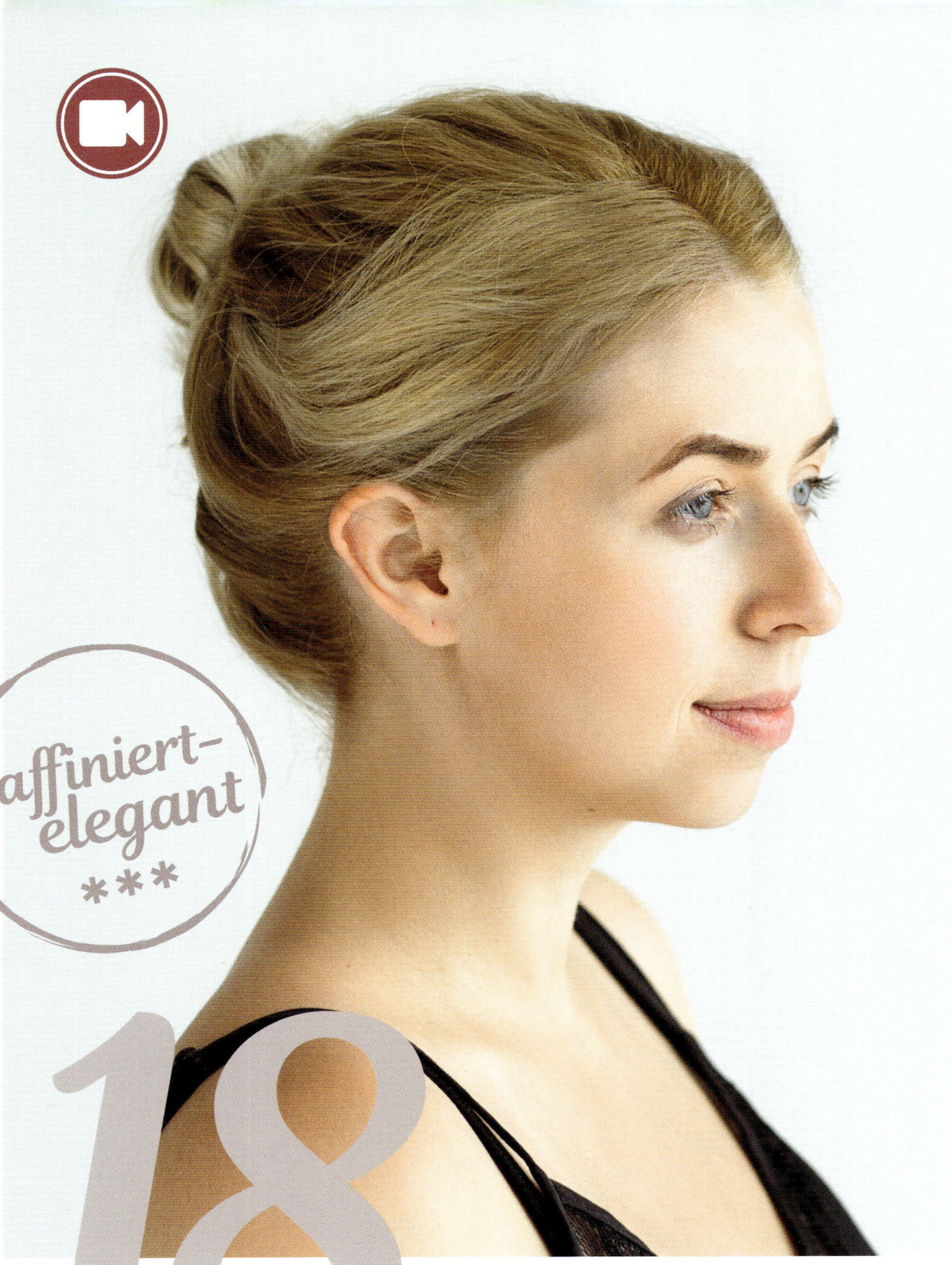

raffiniert-
elegant
***

18 SCARLETT

Eine lässige und schöne Frisur für jeden Tag.

SCHWIERIGKEITSGRAD: FÜR DIESE FRISUR IST ZWEI BIS DREI MAL ÜBEN NÖTIG.
ZEITAUFWAND: 15 MINUTEN. ***

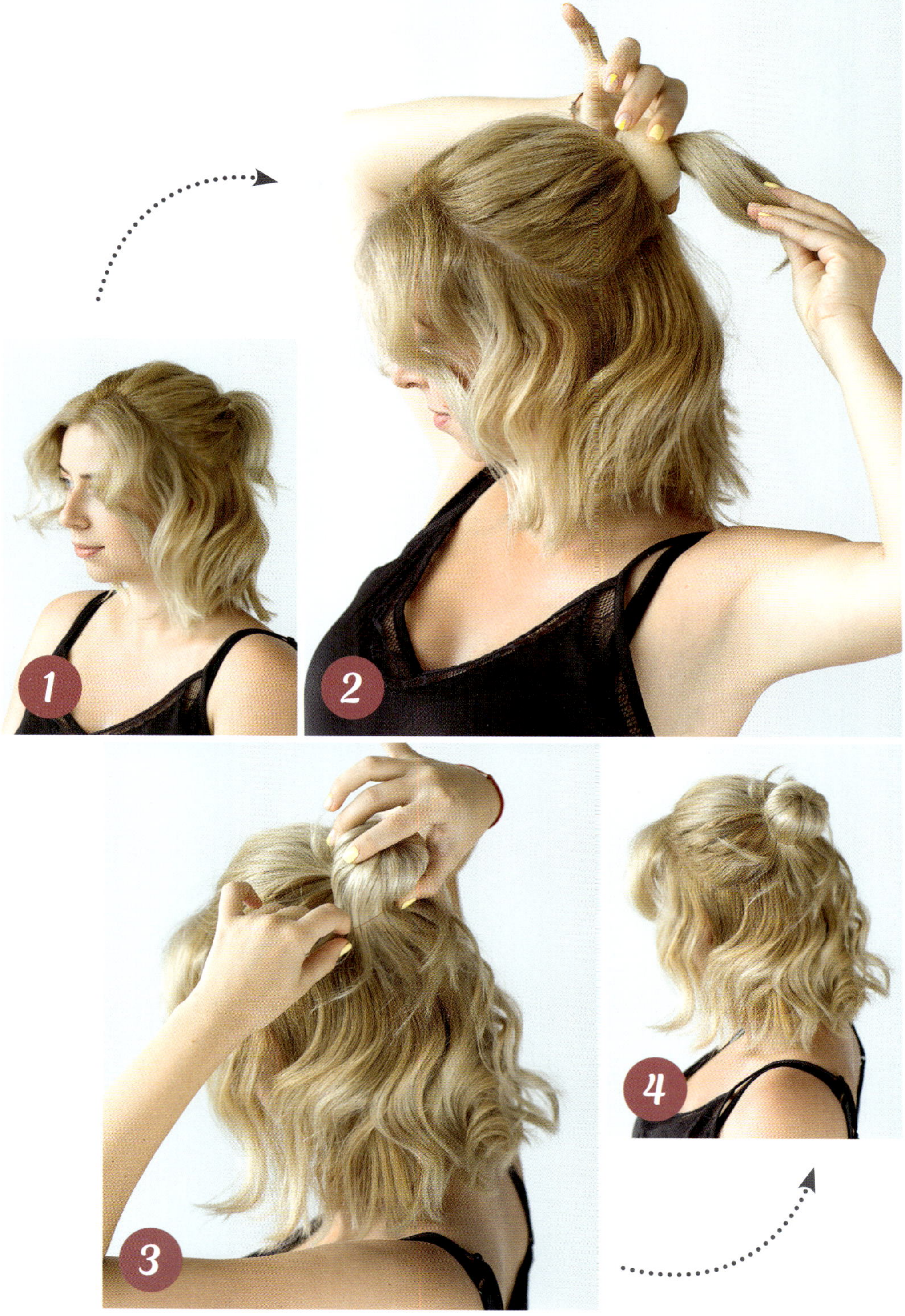

SCHRITT 1: Binden Sie am oberen Hinterkopf einen Pferceschwanz, ohne die unteren Haare zu verwenden. **SCHRITT 2:** Schieben Sie einen Haar-Donut auf den Pferdeschwanz. **SCHRITT 3:** Legen Sie die Haare gleichmäßig darüber. **SCHRITT 4:** Fixieren Sie das Ganze mit einem Haargummi.

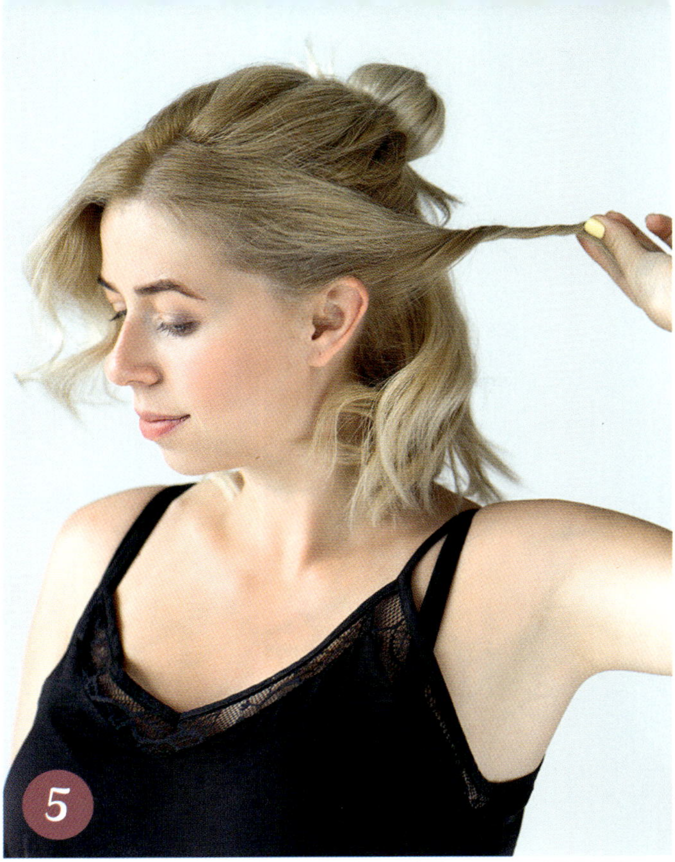

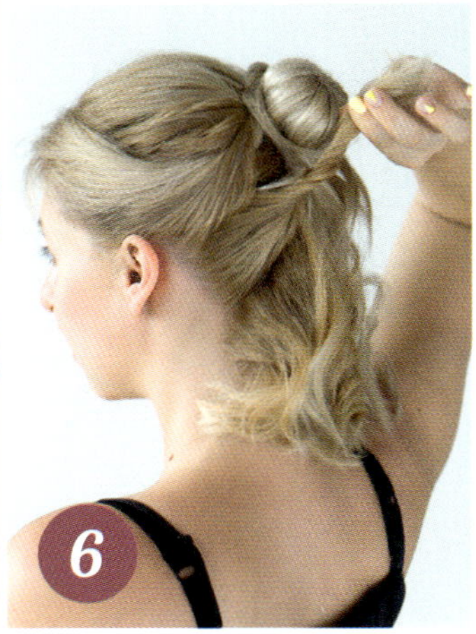

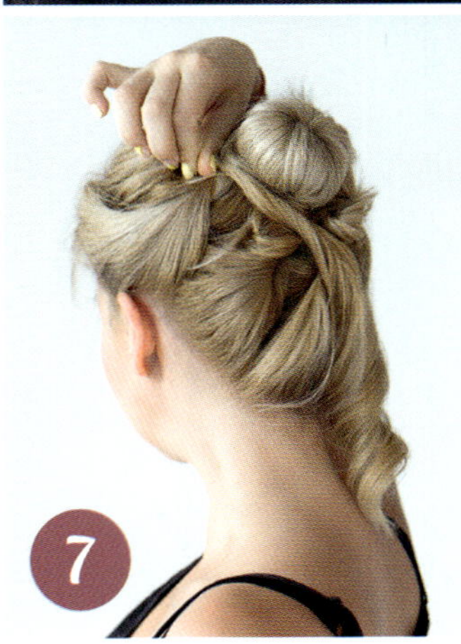

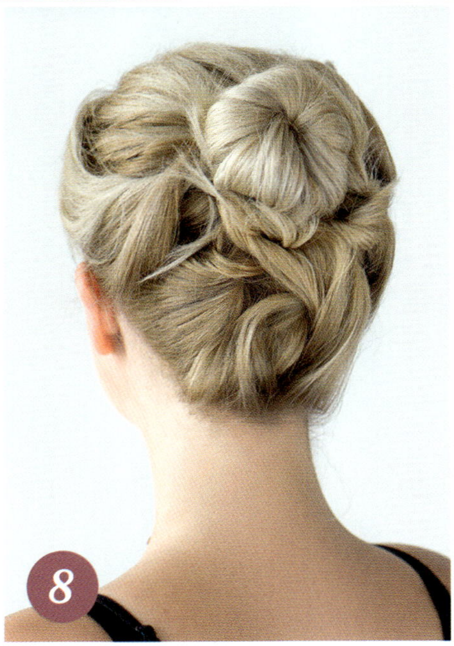

SCHRITT 5: Zwirbeln Sie die restlichen Haare zu Kordeln. **SCHRITT 6:** Fixieren Sie die Kordeln mit Haarnadeln rund um den Dutt. **SCHRITT 7:** Drehen Sie auch die Strähnen der unteren Haare ein und befestigen Sie diese mit Haarnadeln rund um den Dutt. **SCHRITT 8:** Die Frisur ist fertig. **SCHRITT 9 (s. S. 72) :** Die Frisur von vorne.

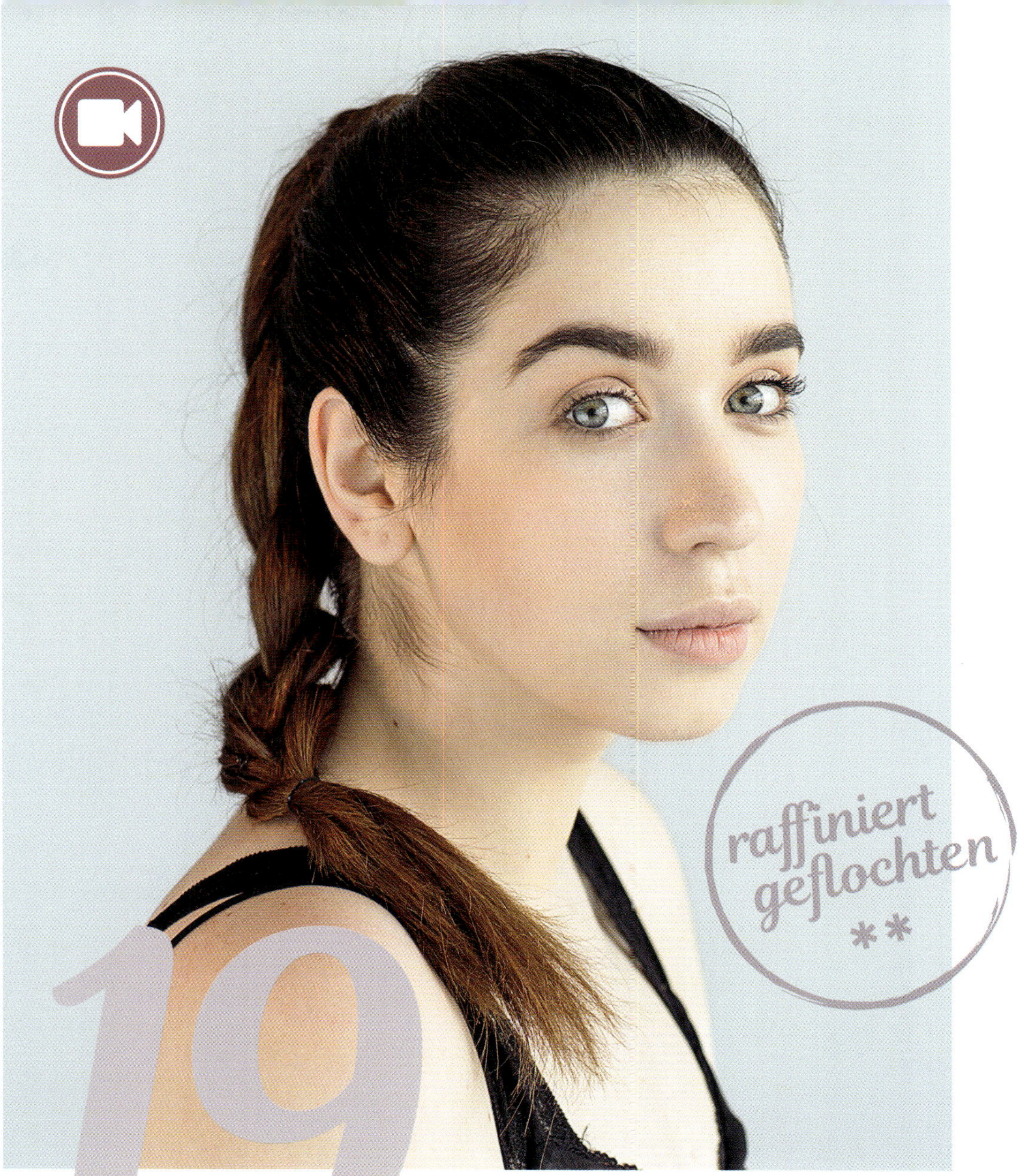

19 ANNA

Eine Frisur für Frauen, die ihre langen Haare gerne zusammengebunden tragen und diese durch Flechtelemente abwechslungsreich gestalten möchten.

SCHWIERIGKEITSGRAD: FÜR DIESE FRISUR IST KEIN BESONDERES GESCHICK NOTWENDIG. ZEITAUFWAND: 5–10 MINUTEN. **

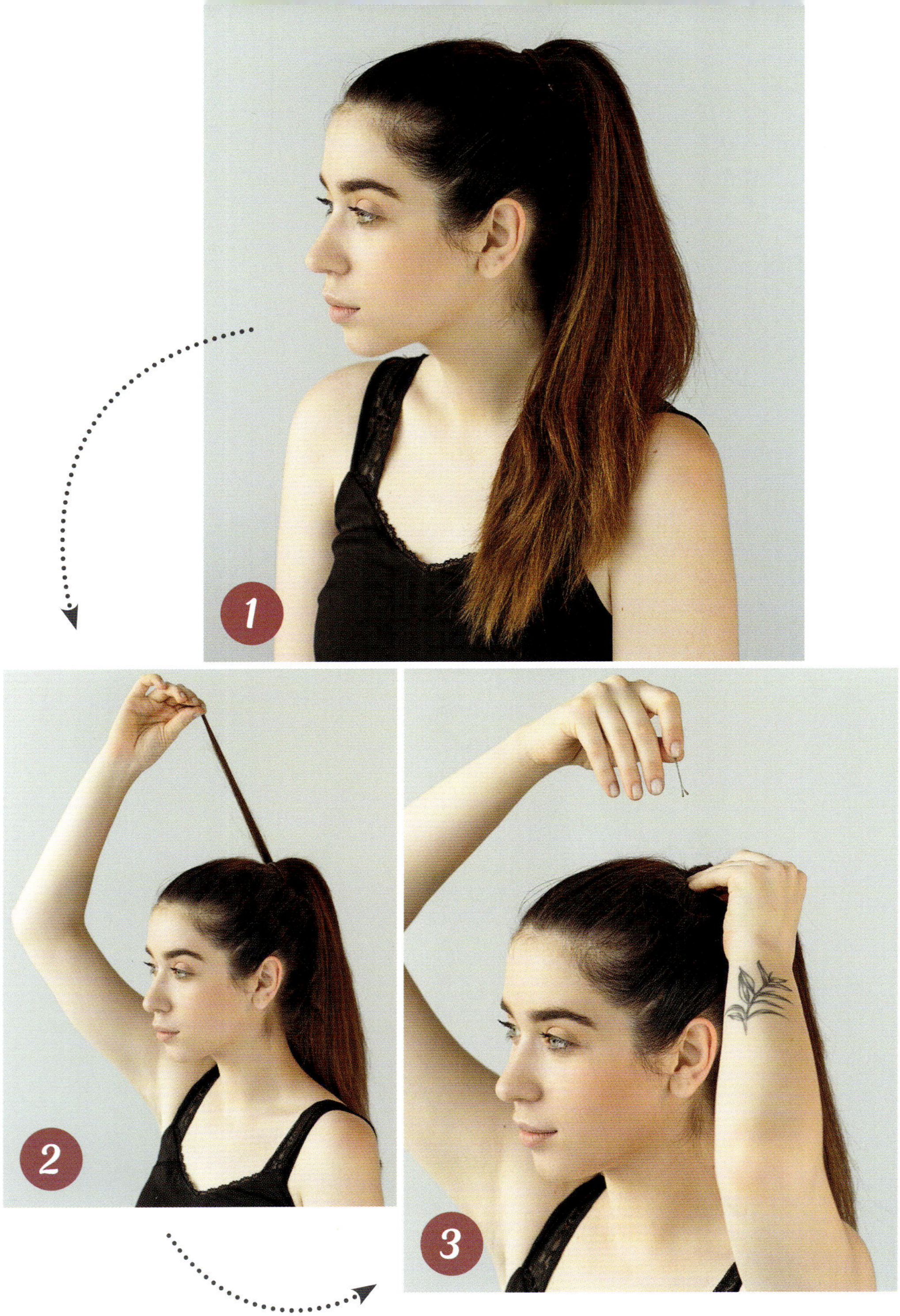

SCHRITT 1: Binden Sie einen hohen Pferdeschwanz. **SCHRITT 2:** Nehmen Sie eine dünne Strähne heraus und wickeln Sie diese um den Ansatz des Pferdeschwanzes, um den Haargummi zu verdecken. **SCHRITT 3:** Fixieren Sie das Ende der Strähne mit einer Haarnadel.

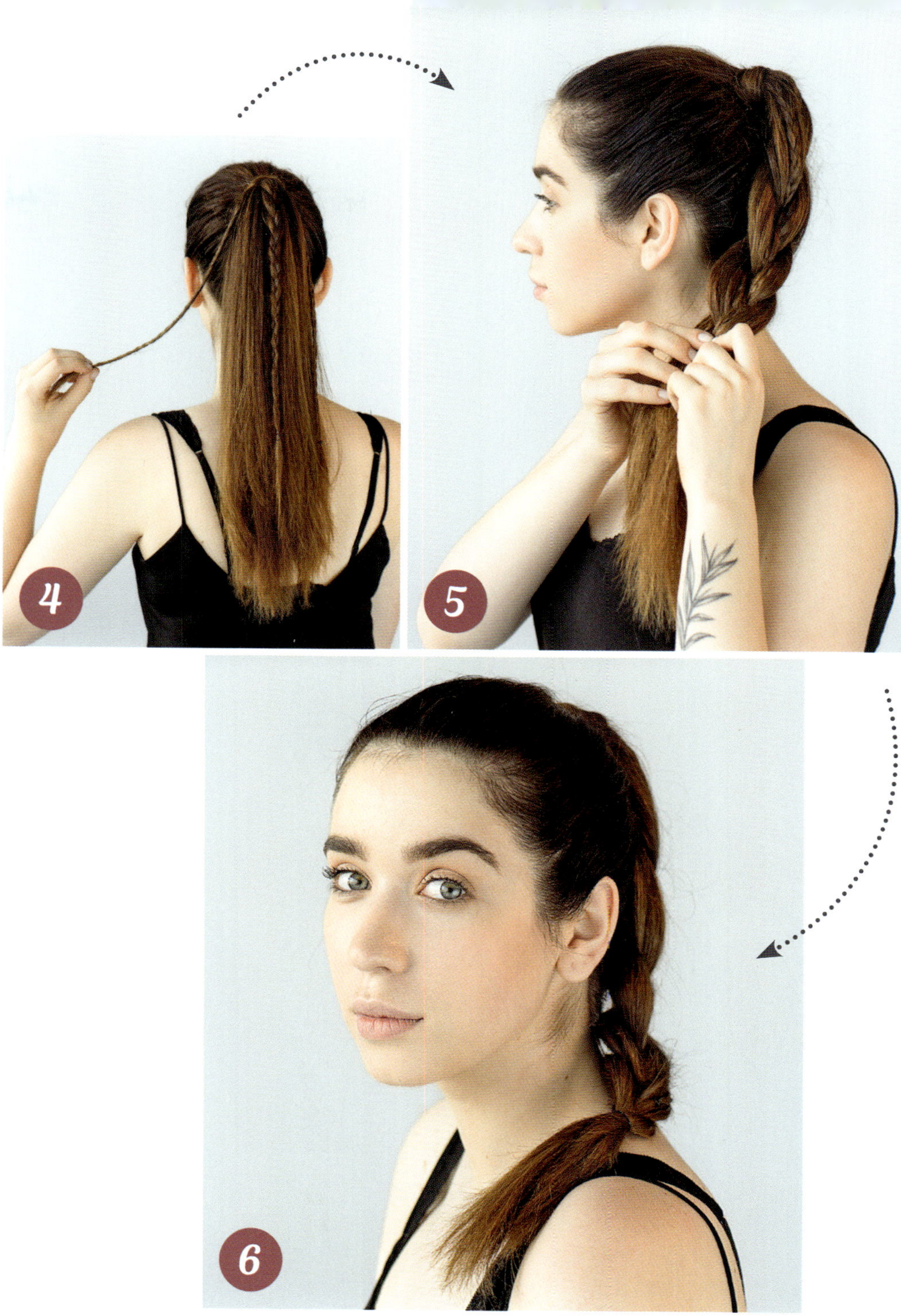

SCHRITT 4: Nehmen Sie eine weitere dünne Strähne des Pferdeschwanzes und flechten Sie diese zu einem Zopf. **SCHRITT 5:** Flechten Sie noch einige weitere dünne Zöpfe. **SCHRITT 6:** Flechten Sie nun alle Haare gemeinsam mit den dünnen Zöpfen zu einem dicken Zopf und fixieren Sie diesen mit einem Haargummi. **SCHRITT 7 (s. S. 75):** Die Frisur ist fertig.

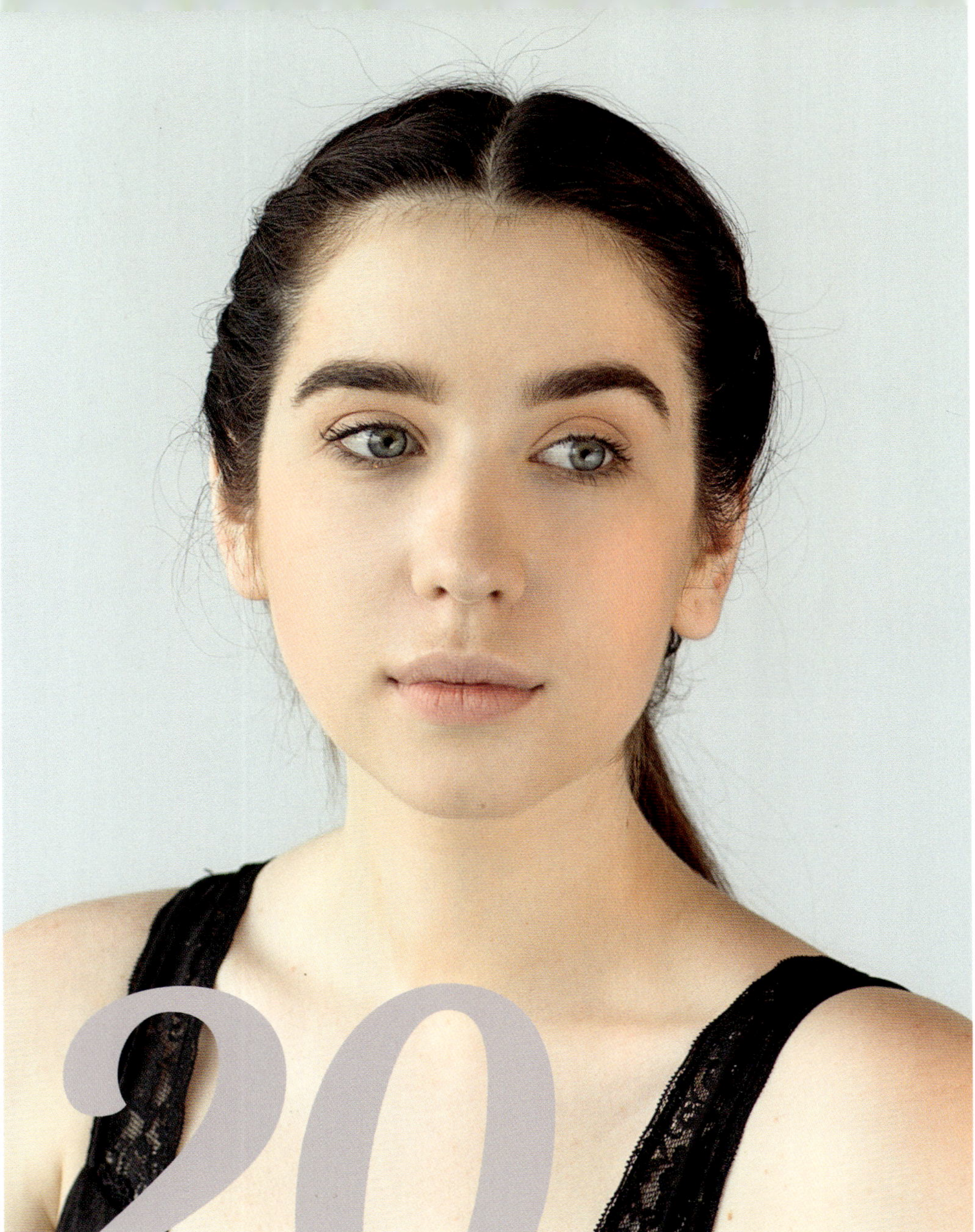

20 VERONIKA

Diese einfache und schöne Flechtfrisur passt hervorragend zu Kleidern und Abendoutfits.

SCHWIERIGKEITSGRAD: FÜR DIESE FRISUR IST EIN GEWISSES GESCHICK NOTWENDIG. ZEITAUFWAND: 15–20 MINUTEN. ****

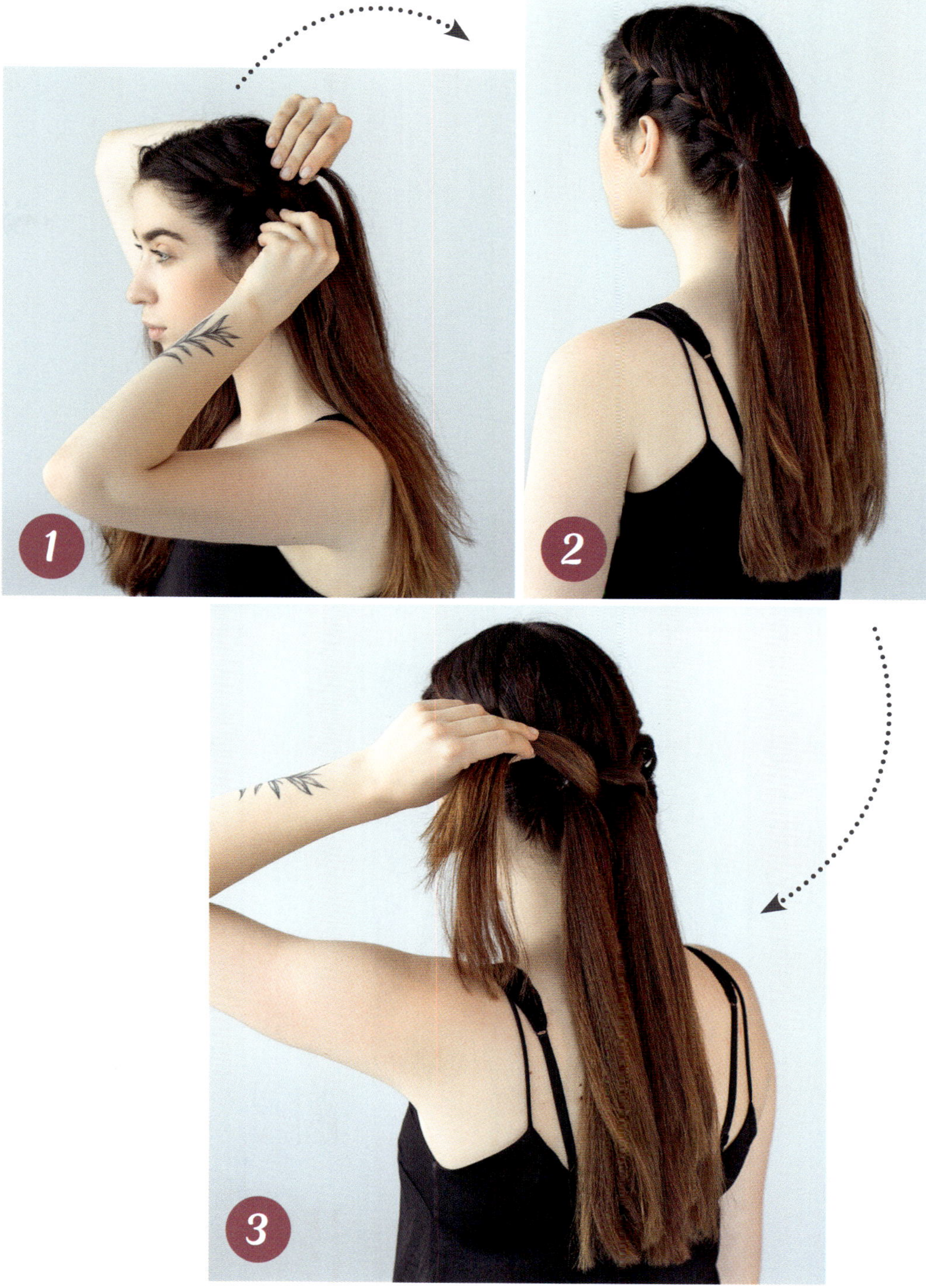

SCHRITT 1: Ziehen Sie einen Mittelscheitel und beginnen Sie auf der einen Seite, einen französischen Zopf aus drei Strähnen zu flechten. **SCHRITT 2:** Flechten Sie bis zum unteren Hinterkopf weiter und fixieren Sie den Zopf daraufhin mit einem Haargummi. Flechten Sie die Haare auf der anderen Seite ebenso. **SCHRITT 3:** Teilen Sie eine mitteldicke Strähne ab und wickeln Sie diese um die Zöpfe herum, so als würden Sie die Zahl 8 schreiben.

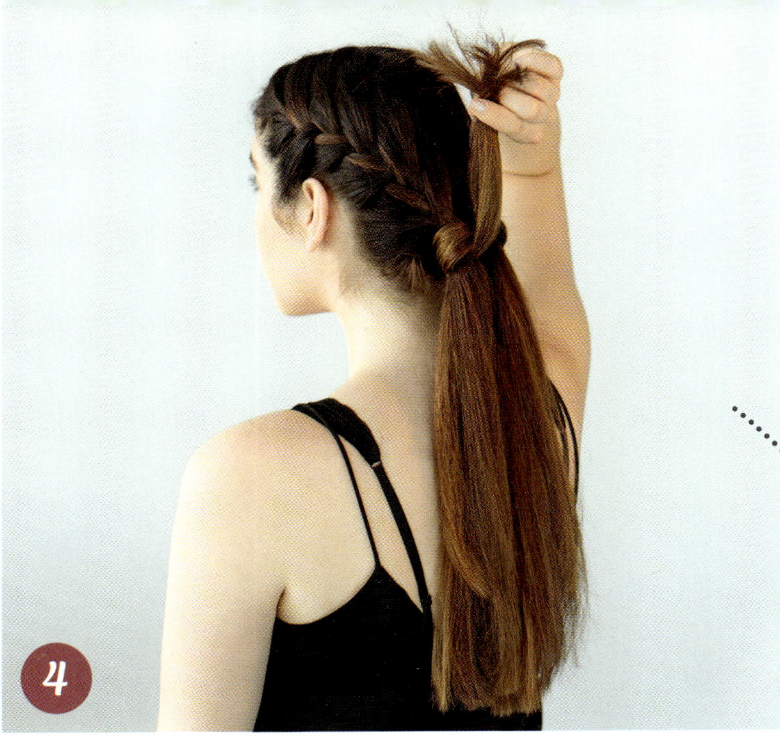

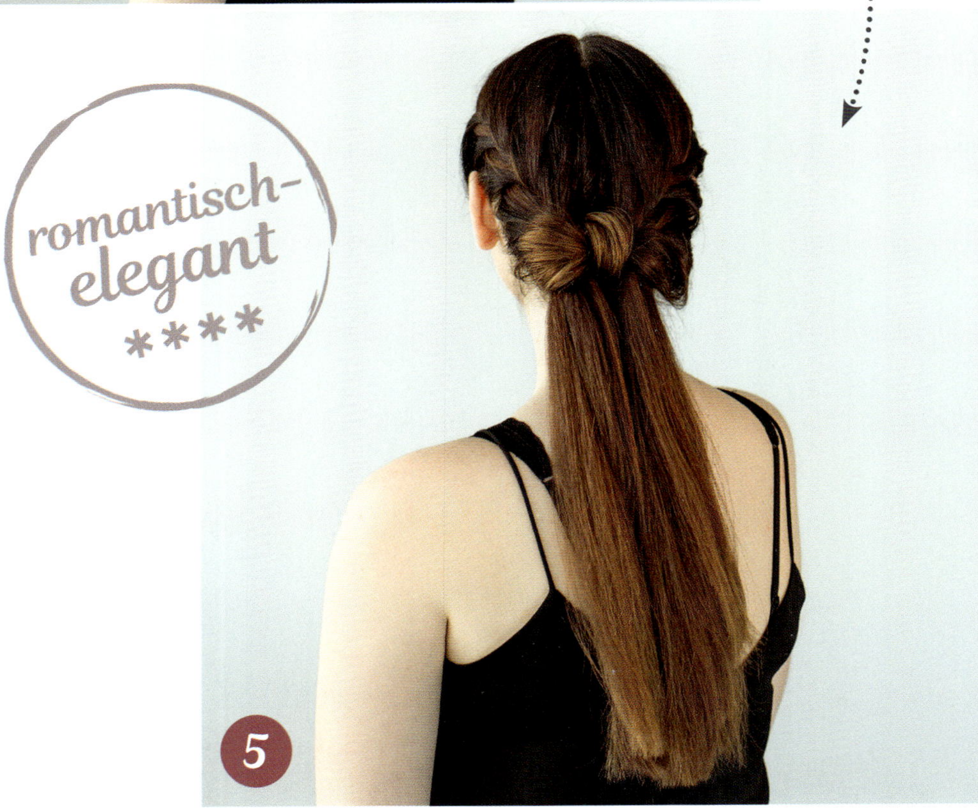

SCHRITT 4: Umwickeln Sie nun mit dem Ende der Strähne die Mitte dieses „Achters" und fixieren Sie das Ganze mit einer Haarnadel. **SCHRITTE 5+6 (s. S. 78):** Die Frisur ist fertig.

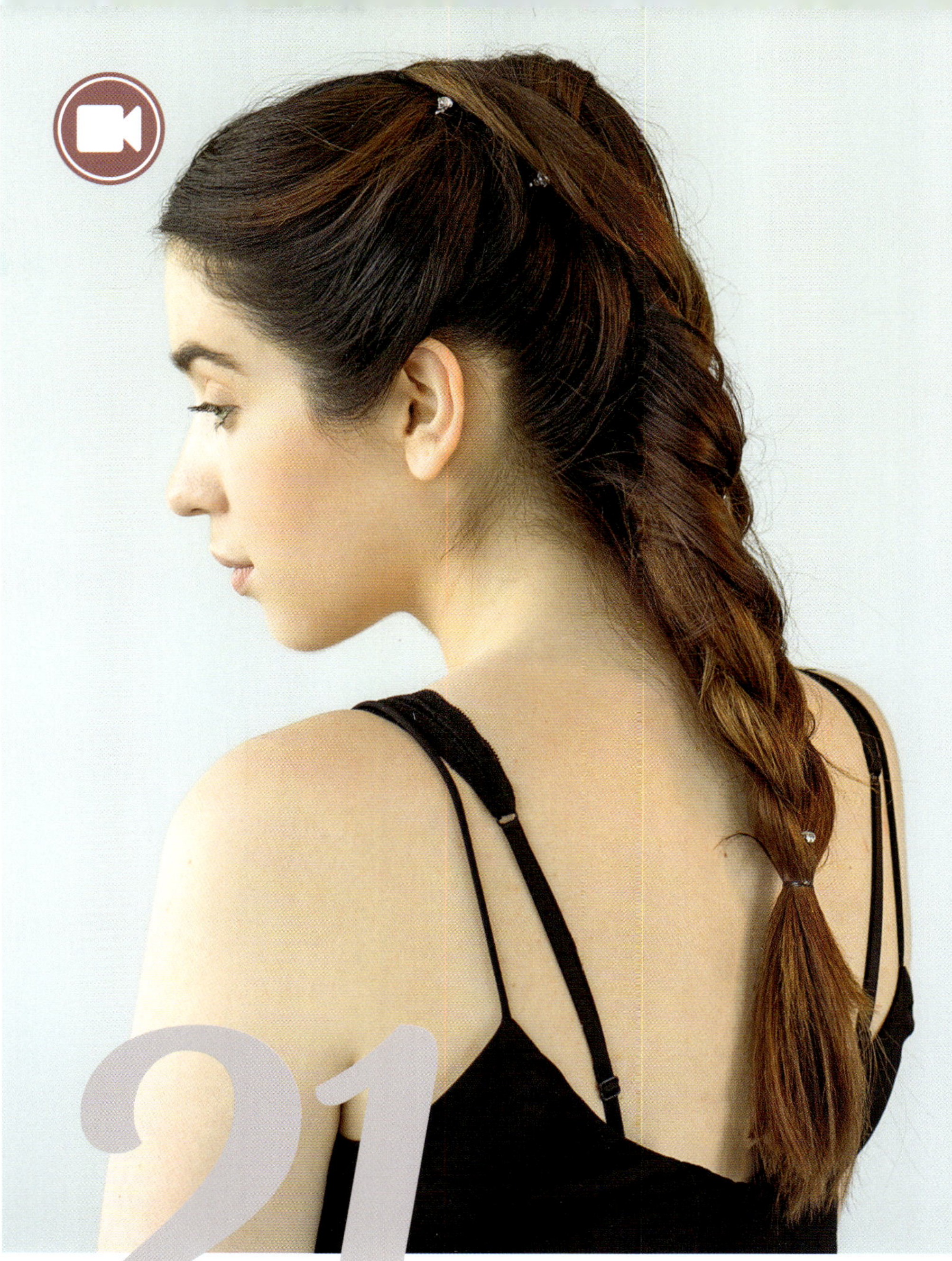

21 ADELE

Eine Abendfrisur für lange Haare, die die Silhouette sichtbar strafft.

SCHWIERIGKEITSGRAD: MITTEL. ZEITAUFWAND: 15–20 MINUTEN. ****

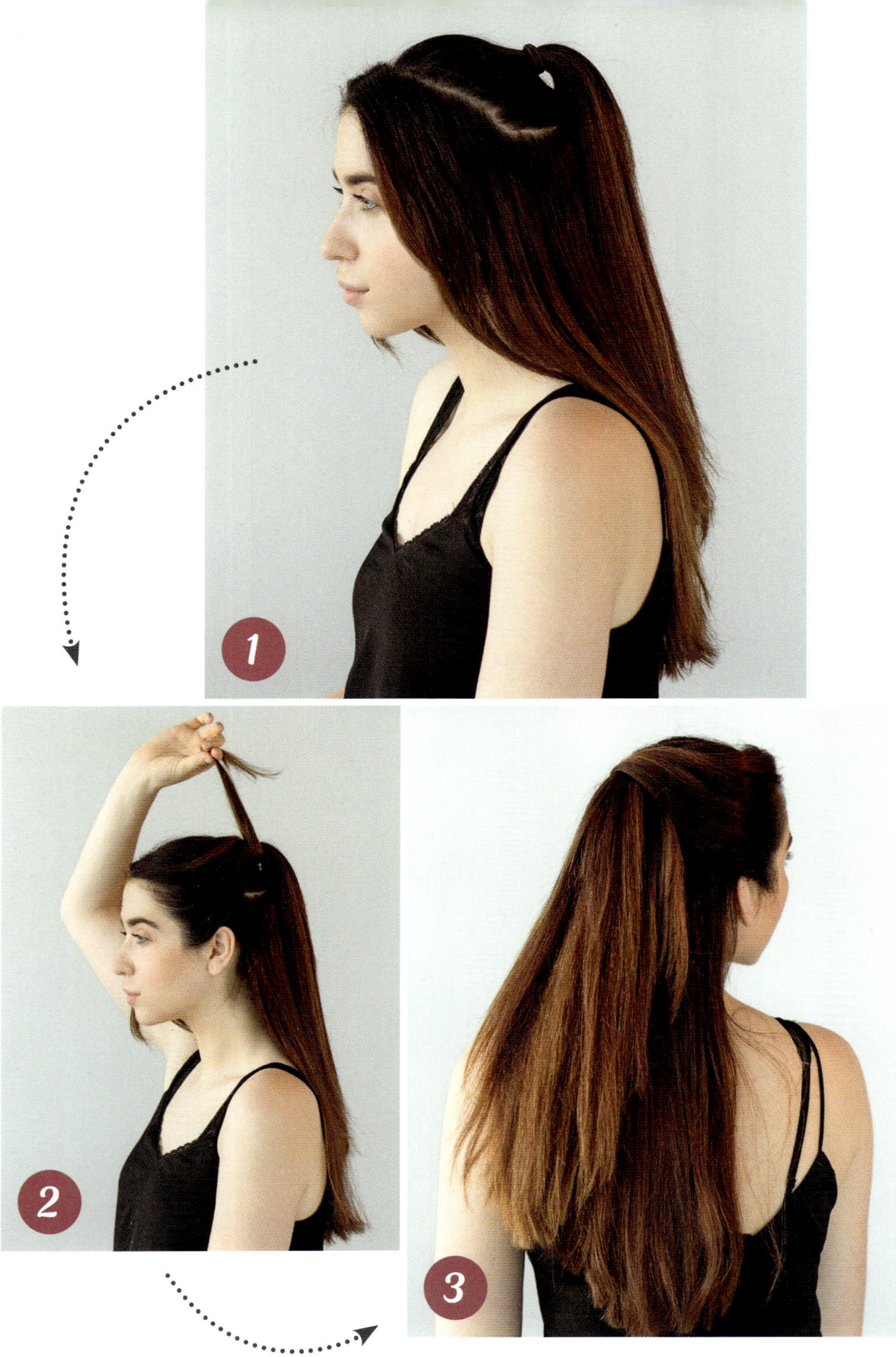

SCHRITT 1: Binden Sie einen hohen Pferdeschwanz, ohne die Haare über der Stirn und am unteren Hinterkopf zu verwenden. **SCHRITT 2:** Wickeln Sie die freien Haare am oberen und seitlichen Vorderkopf um den Zopfansatz und fixieren Sie diese mit einer Haarnadel. **SCHRITT 3:** Wiederholen Sie dasselbe auch auf der anderen Seite.

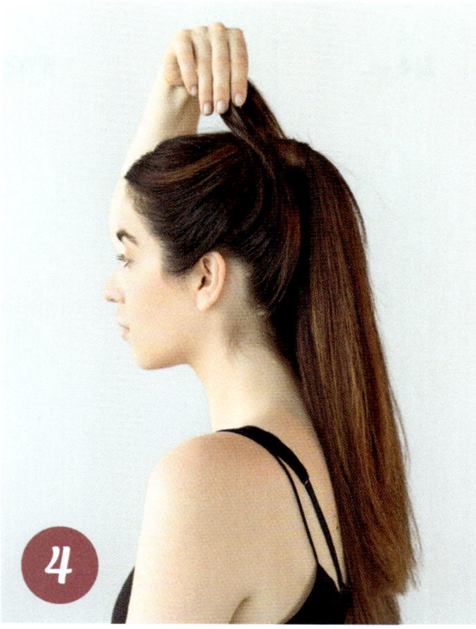

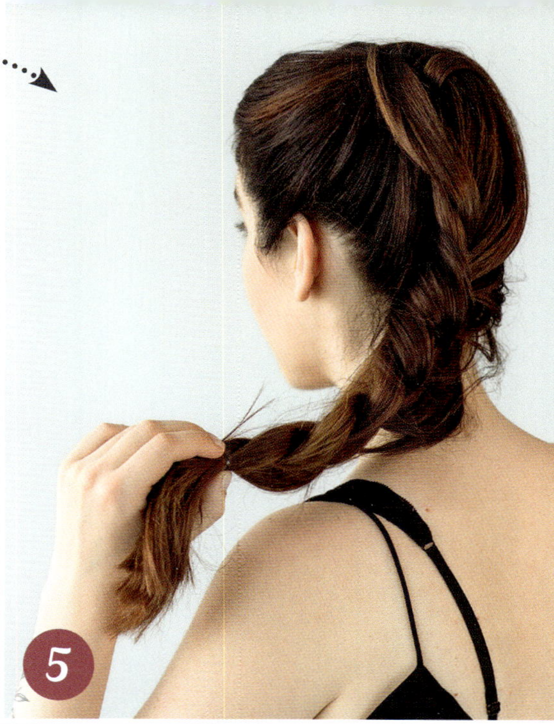

sehr festlich
****

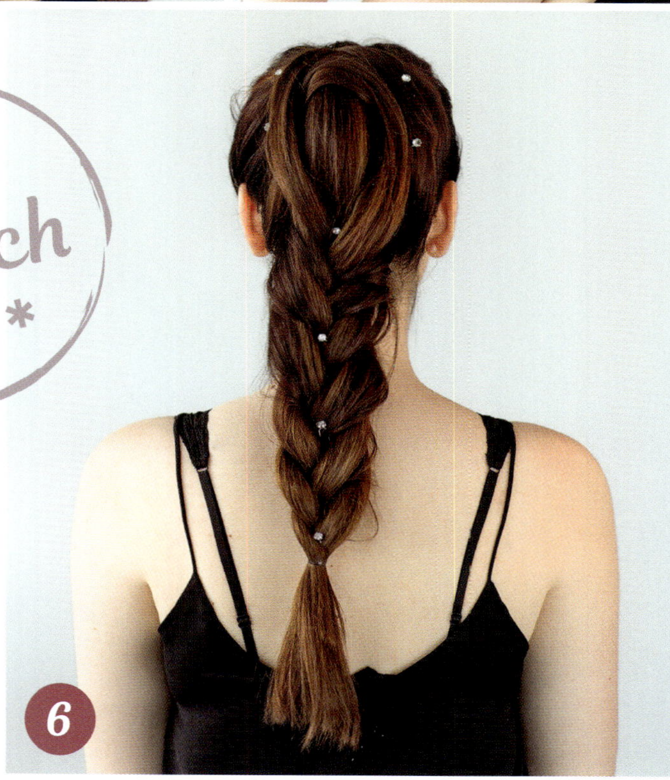

SCHRITT 4: Fixieren Sie die Strähnen mit den Haarnadeln so, dass der Haargummi verdeckt ist. **SCHRITT 5:** Flechten Sie einen großen Zopf. **SCHRITT 6:** Schmücken Sie den Zopf mit Strass-Haarnadeln. **SCHRITT 7 (s. S. 81):** Die Frisur ist fertig.

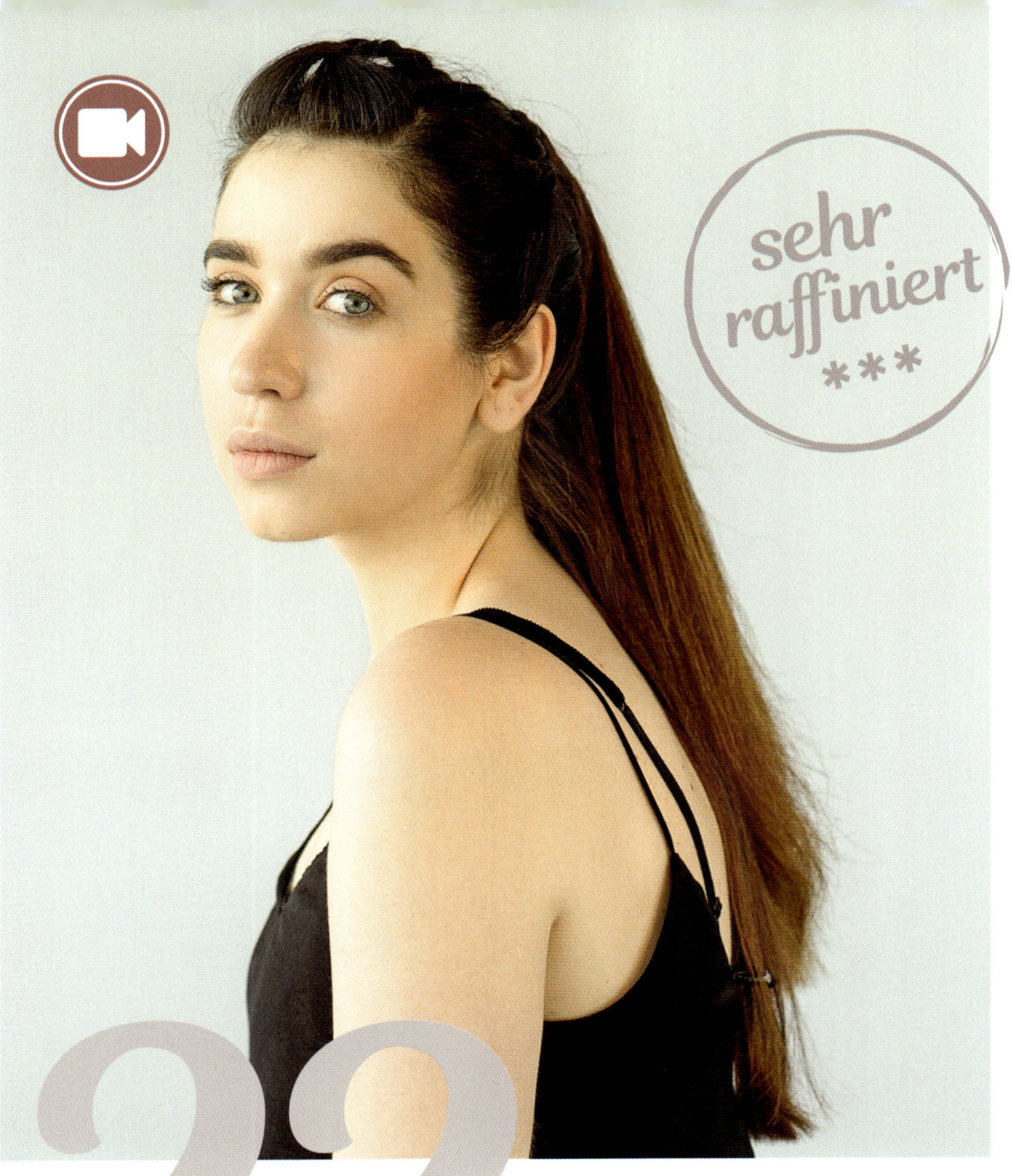

22 HIPPIE STYLE

Eine Alltagsfrisur für Frauen mit langen Haaren. Sie passt gut zu Kleidung im Stil der 1970er-Jahre.

SCHWIERIGKEITSGRAD: ES IST AUSREICHEND, DIE FRISUR EIN BIS ZWEI MAL ZU ÜBEN. ZEITAUFWAND: 10–15 MINUTEN. ***

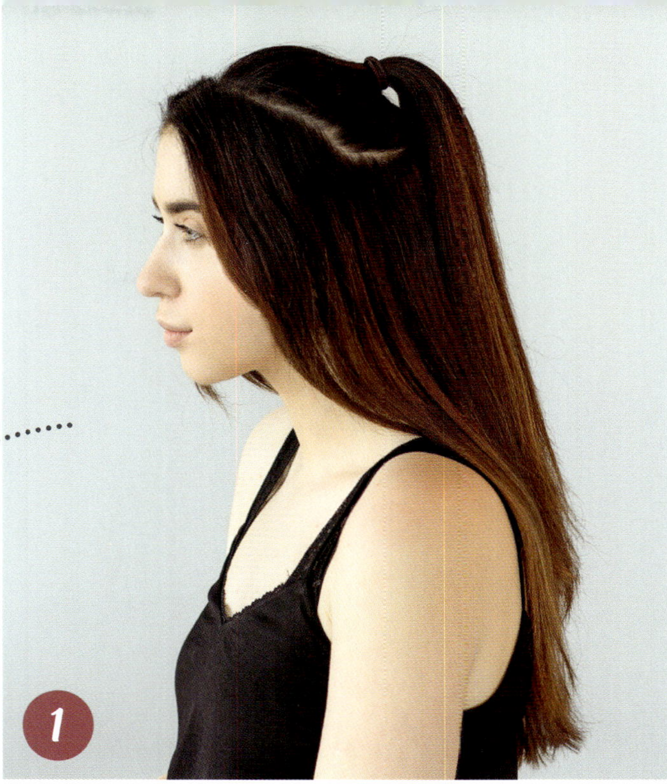

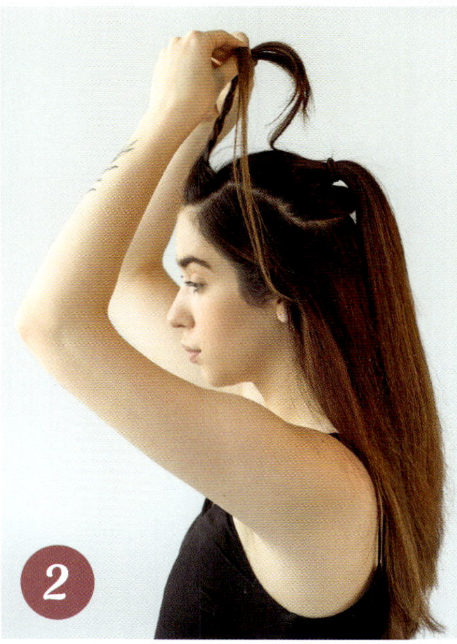

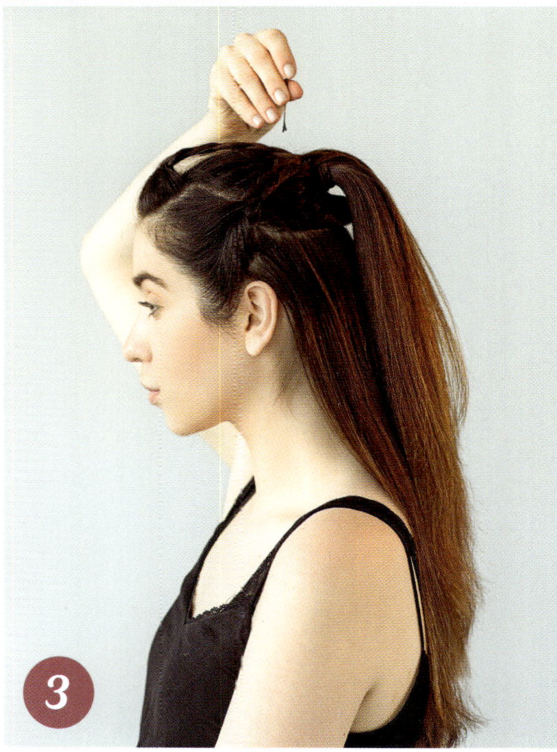

SCHRITT 1: Binden Sie einen hohen Pferdeschwanz, ohne die Haare am Vorderkopf und unteren Hinterkopf zu verwenden. **SCHRITTE 2+3:** Flechten Sie über der Stirn und auf der Seite Zöpfe und fixieren Sie diese mit Haarnadeln.

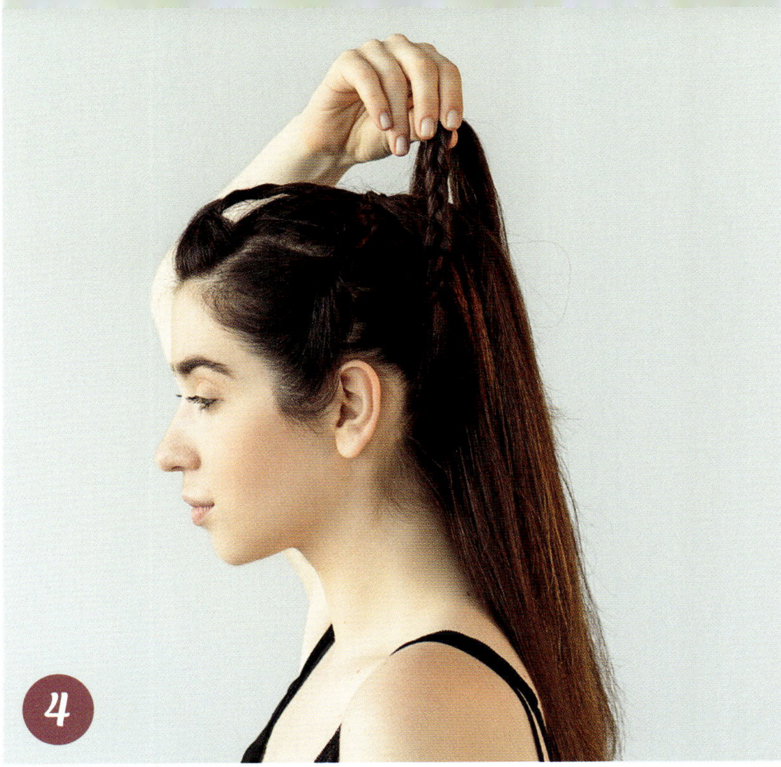

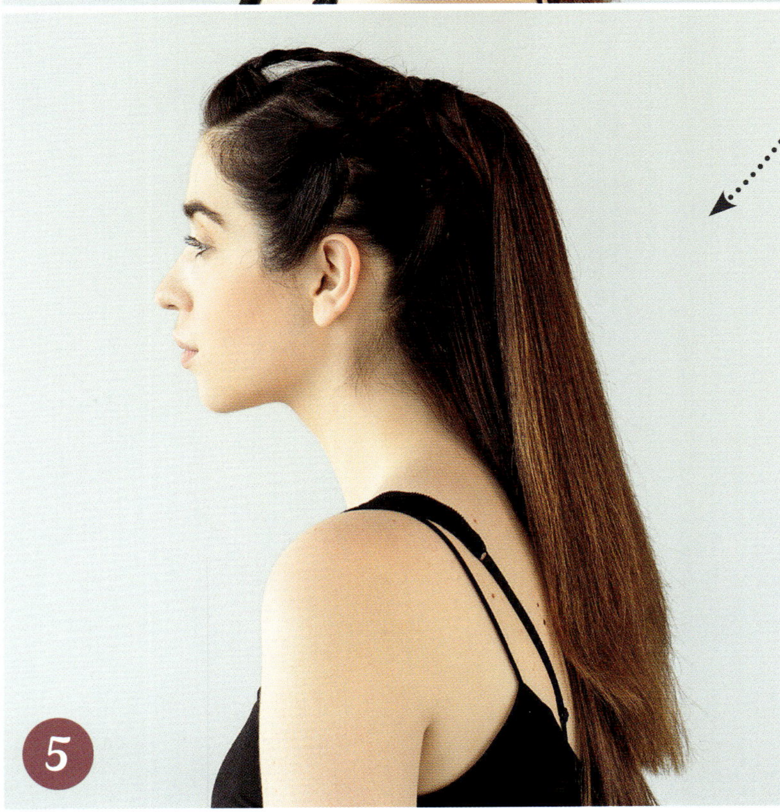

SCHRITT 4: Flechten Sie auch am unteren Hinterkopf seitlich einen Zopf und fixieren Sie diesen um den Ansatz des Pferdeschwanzes herum. **SCHRITTE 5+6 (s. S. 84):** Die Frisur ist fertig.

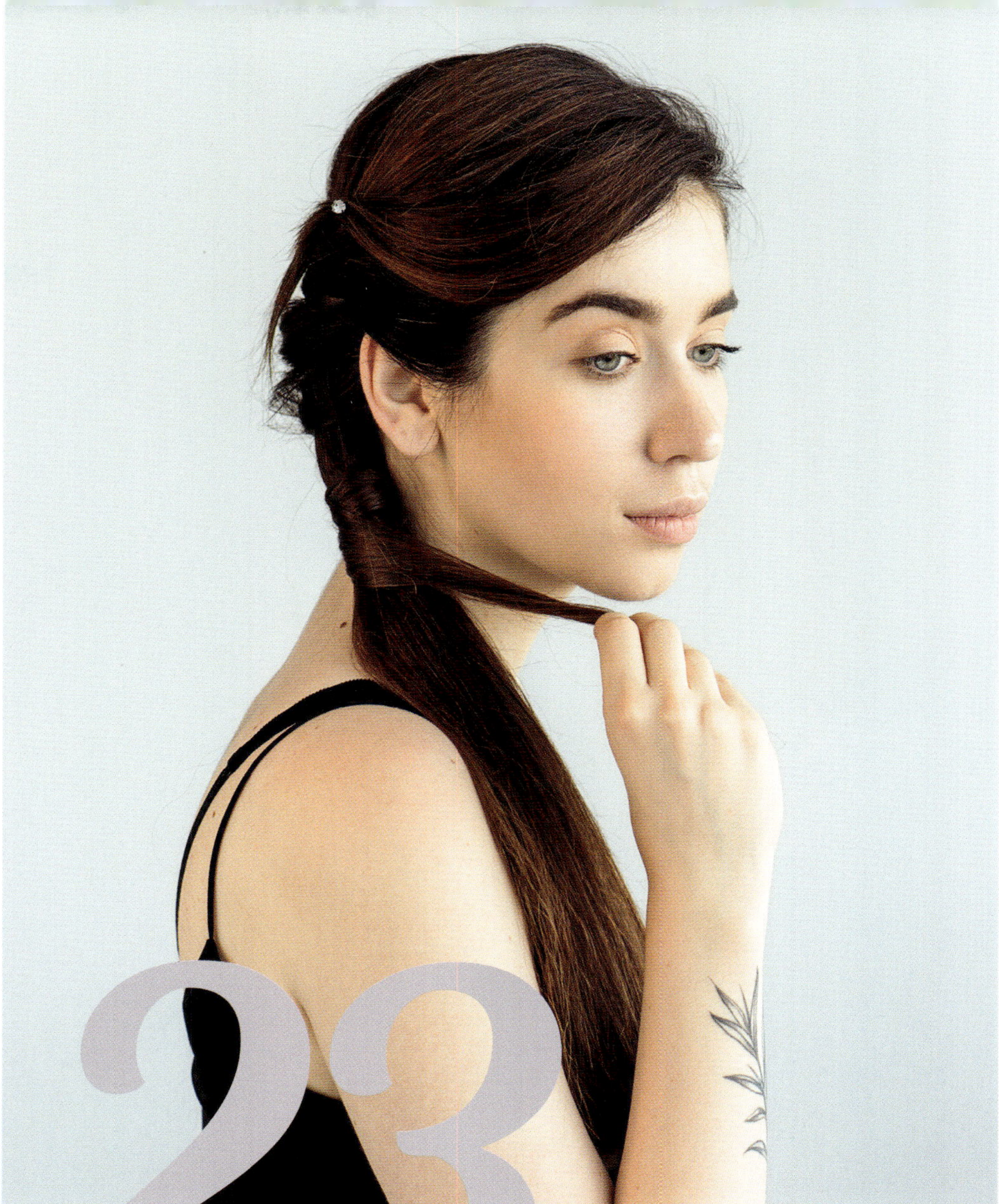

23

TWIST

Eine außergewöhnlich einfache, aber interessante Frisur für lange Haare. Sie lässt sich sowohl mit Alltags- als auch Abendoutfits kombinieren und ist nicht besonders aufwändig.

SCHWIERIGKEITSGRAD: EINFACH. ZEITAUFWAND: 10–15 MINUTEN. ***

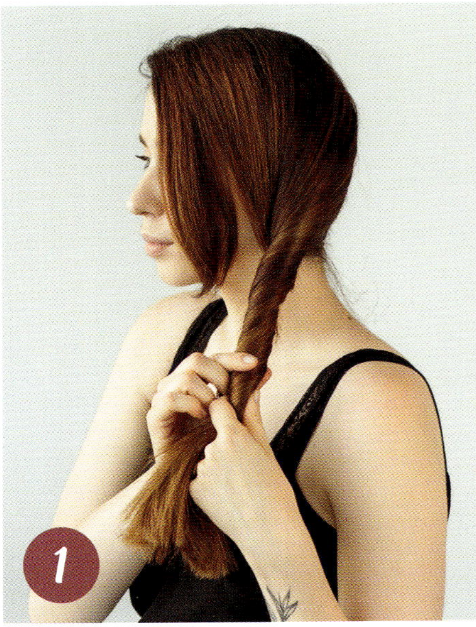

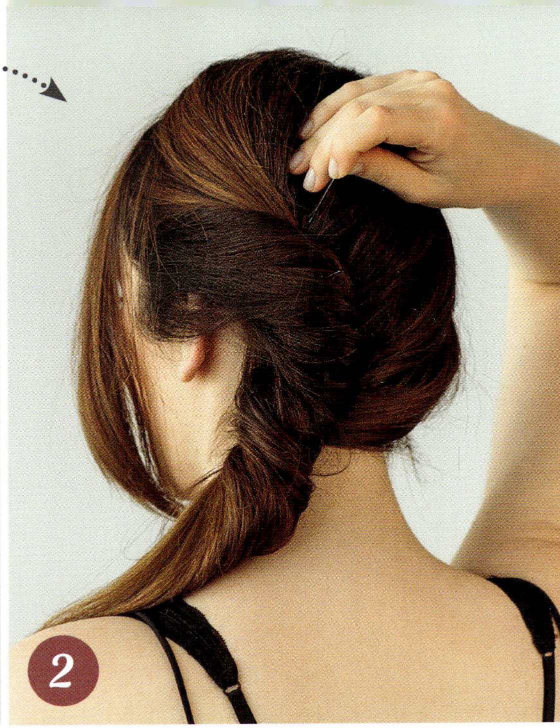

Let's twist again!
***

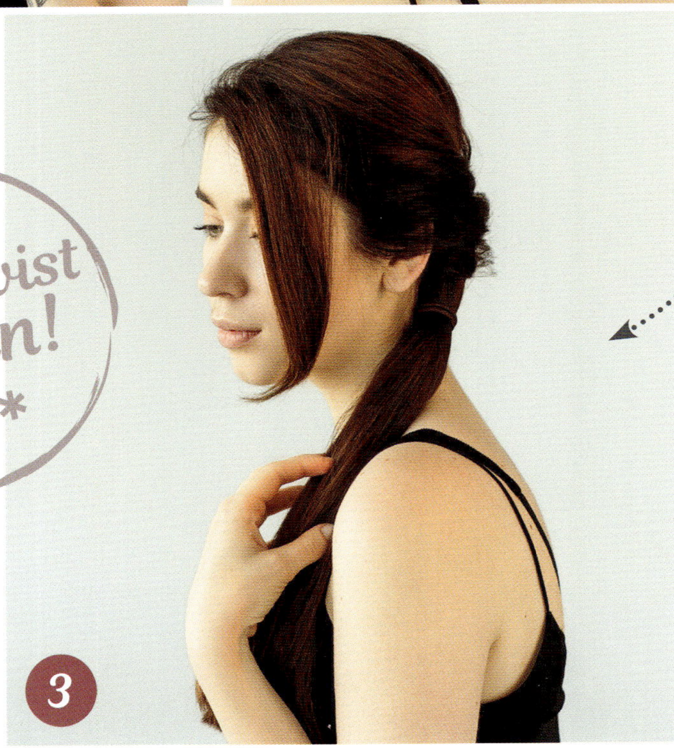

SCHRITT 1: Kämmen Sie alle Haare auf eine Seite des Kopfes und drehen Sie sie zu einer Kordel ein. **SCHRITT 2:** Schieben Sie den Ansatz des Zopfes auf die Seite und fixieren Sie ihn mit Haarnadeln. **SCHRITT 3:** Fixieren Sie die restlichen Haare mit einem Haargummi. **SCHRITT 4 (s. S. 87):** Verdecken Sie den Haargummi, indem Sie eine Haarsträhne um ihn herumwickeln. Die Frisur ist fertig.

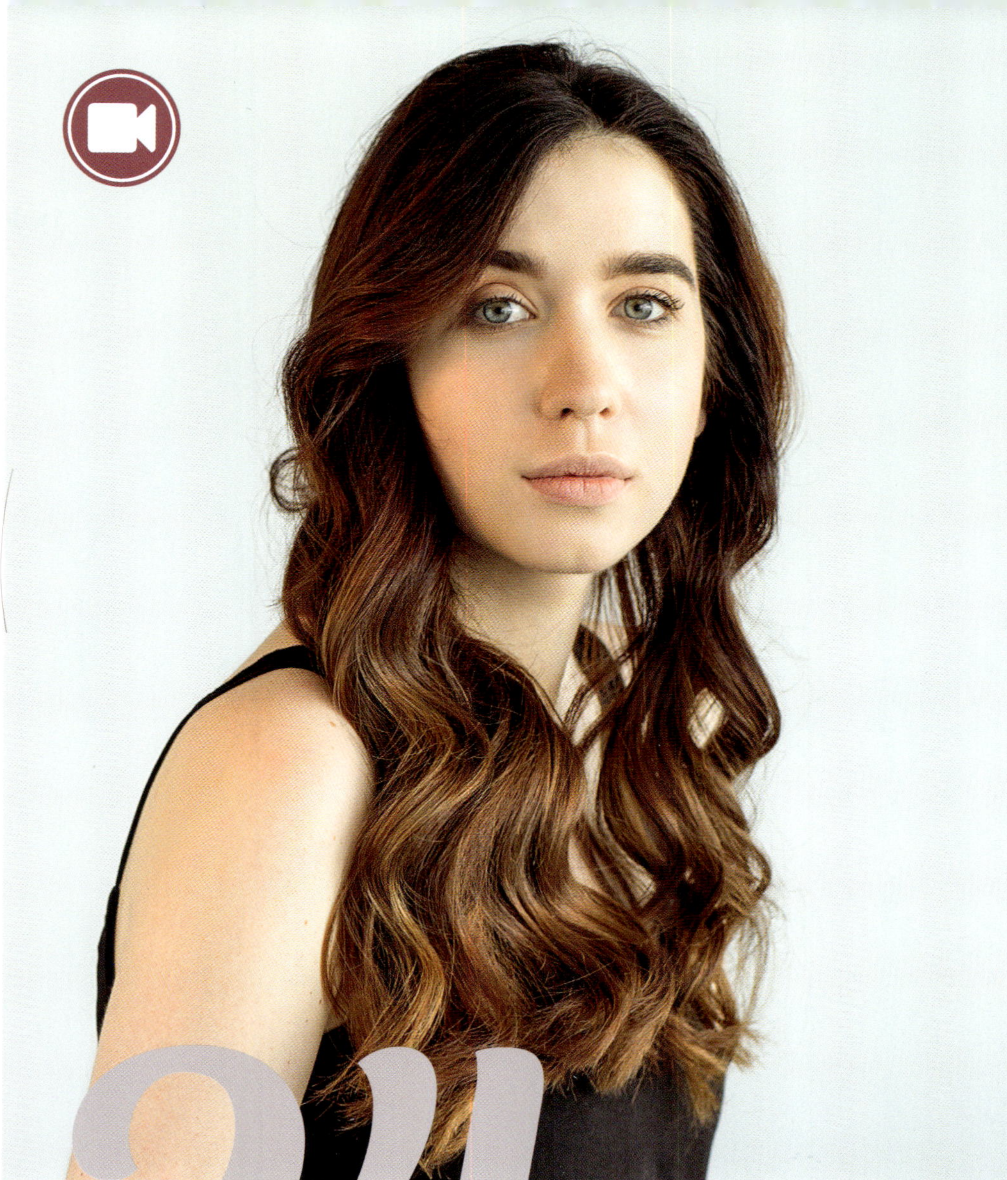

24 HOLLYWOOD-WELLEN

Die Hollywood-Wellen sind die ideale Frisur für mittellange und lange Haare.

SCHWIERIGKEITSGRAD: EINFACH, ERFORDERT ABER GEDULD.
ZEITAUFWAND: 20–30 MINUTEN. *****

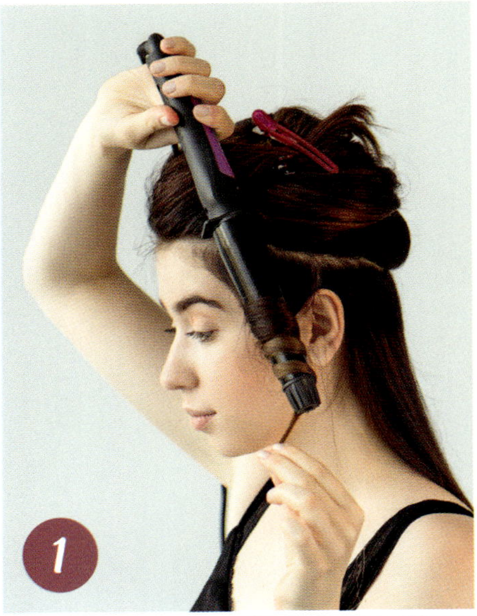

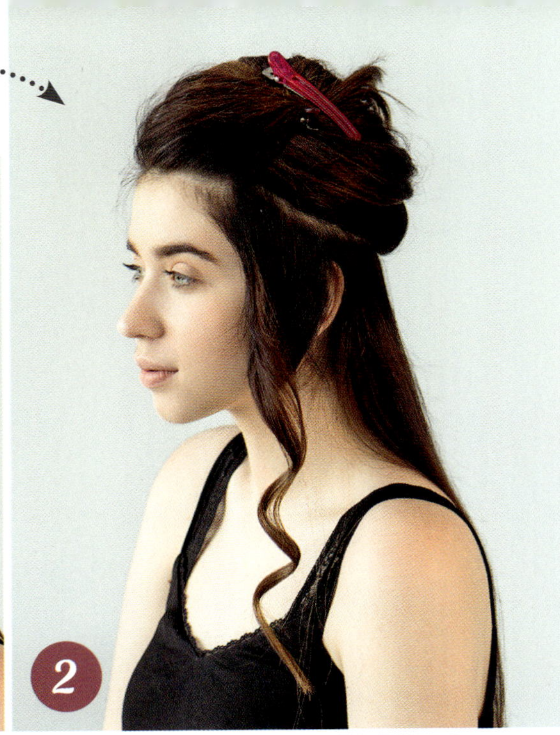

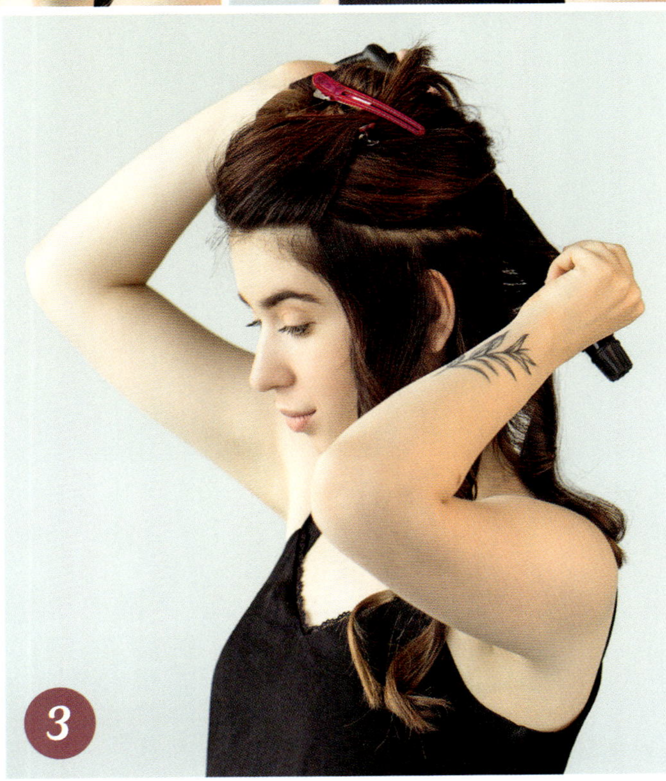

SCHRITT 1: Stecken Sie die Haare am Vorder- und Oberkopf mit Frisier-Haarclips hoch. Beginnen Sie, die Haare mit dem Lockenstab einzudrehen. **SCHRITT 2:** Fixieren Sie die gelockte Strähne mit Haarspray. **SCHRITT 3:** Drehen Sie die Haare Strähne für Strähne mit dem Lockenstab ein.

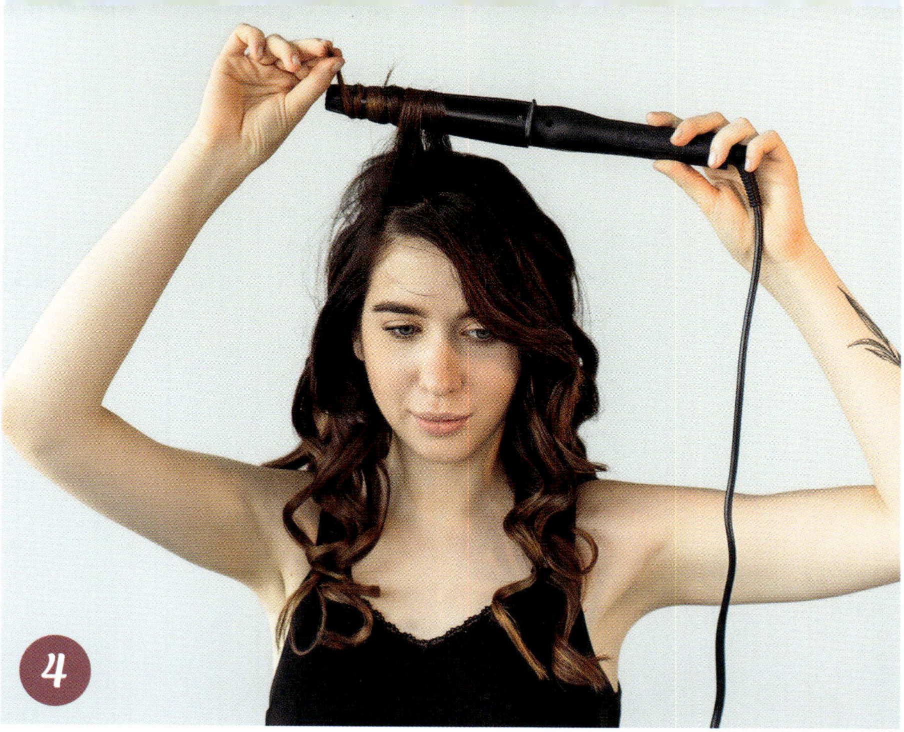

Starker Auftritt!

*****

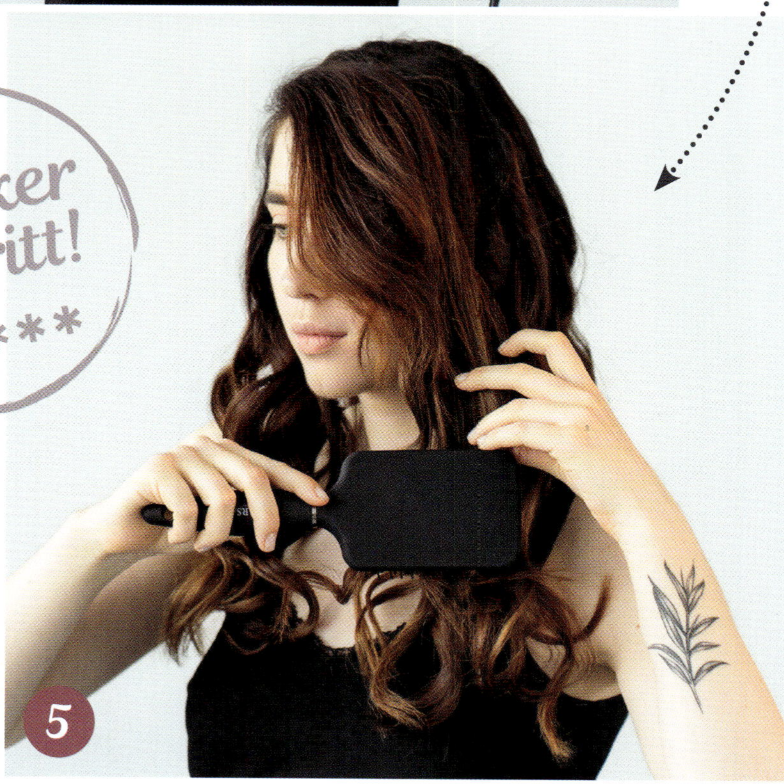

SCHRITT 4: Machen Sie auch am Vorder- und Hinterkopf Locken. **SCHRITT 5:** Kämmen Sie die Haare, nachdem sie abgekühlt sind, mit einer Stylingbürste mit sehr sorgfältigen Bewegungen durch. **SCHRITT 6 (s. S. 89):** Die Frisur ist fertig.

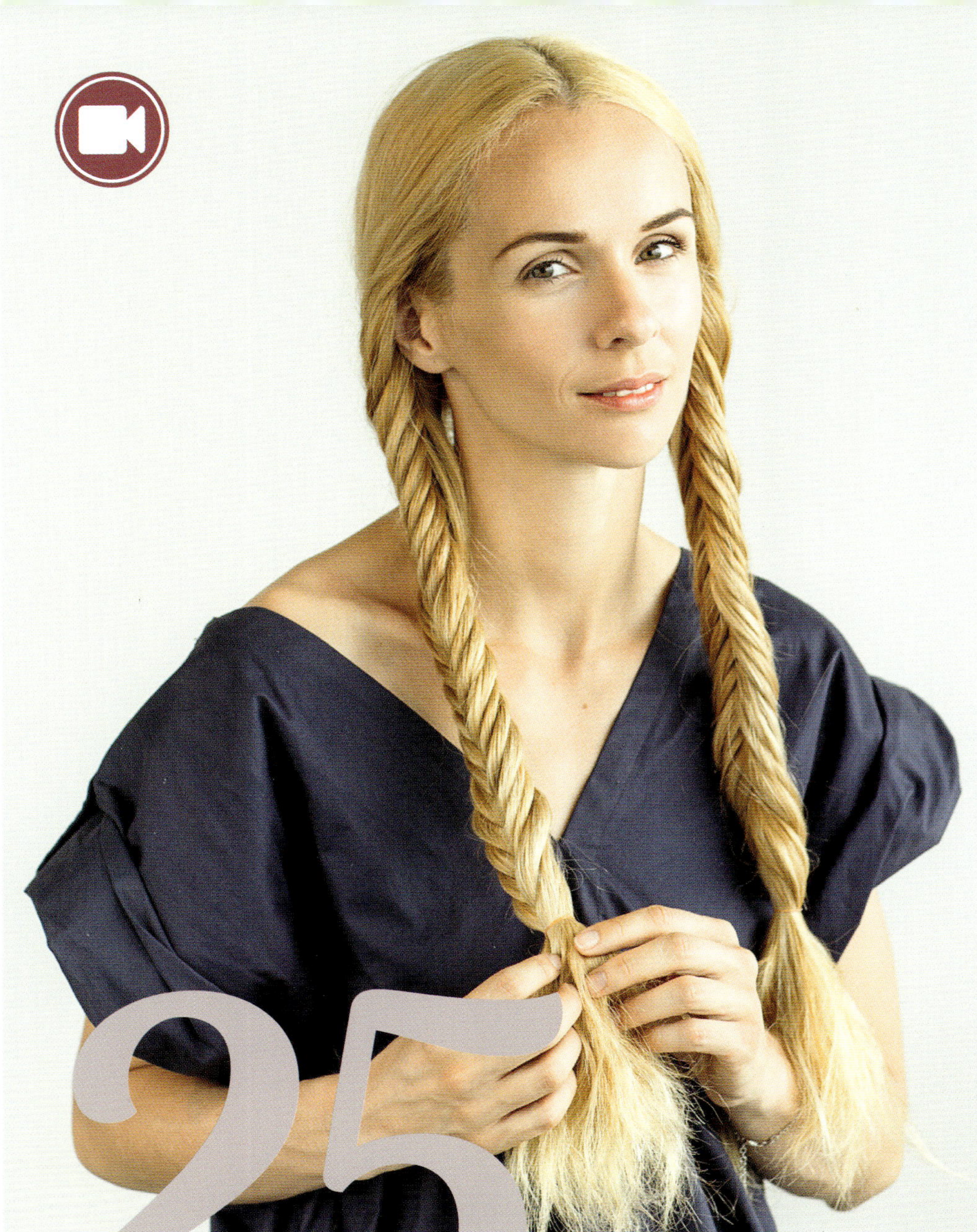

25 ÄHRENZOPF

Eine außergewöhnlich einfache, aber schöne Frisur. Besonders in Kombination mit Sommerkleidung sieht sie gut aus. Auch sehr jungen Mädchen steht diese Frisur.

SCHWIERIGKEITSGRAD: MITTEL. ZEITAUFWAND: 10 MINUTEN. **

immer passend **

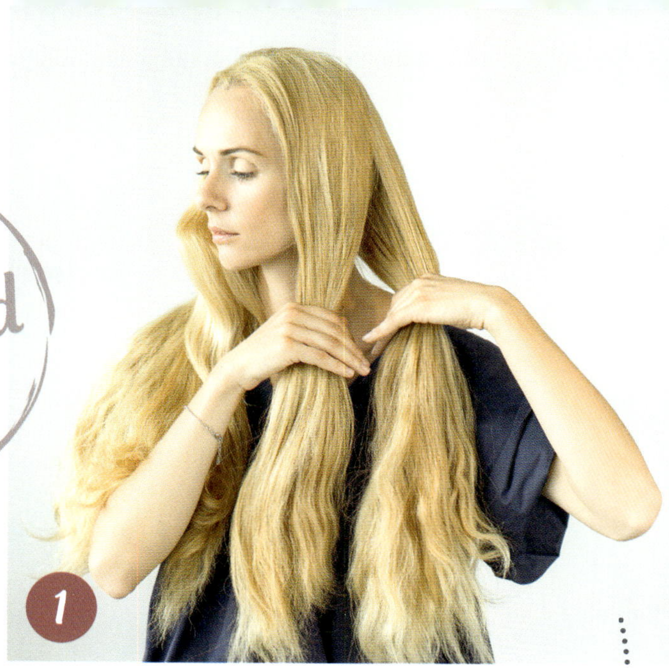

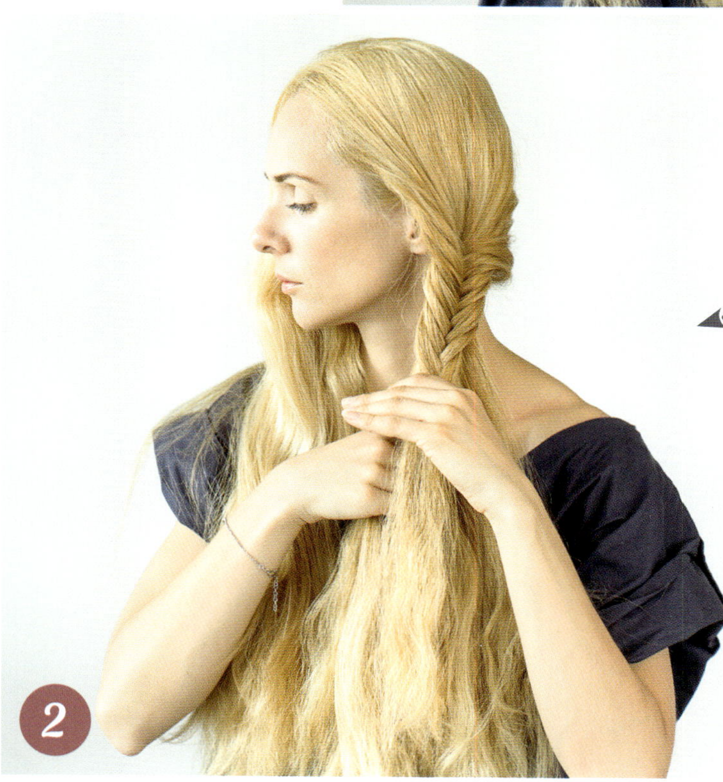

SCHRITT 1: Teilen Sie die Haare mithilfe eines Mittelscheitels und beginnen Sie, einen Zopf aus zwei Strähnen zu flechten. **SCHRITT 2:** Dabei überkreuzen Sie nacheinander dünne Haarsträhnen, die Sie von der Außenseite der einen Strähne genommen haben und die Sie über die eine Strähne zur anderen führen. **SCHRITT 3 (s. S. 92):** Flechten Sie auch auf der anderen Seite einen Zopf und fixieren Sie beide mit einem Haargummi. Die Frisur ist fertig.

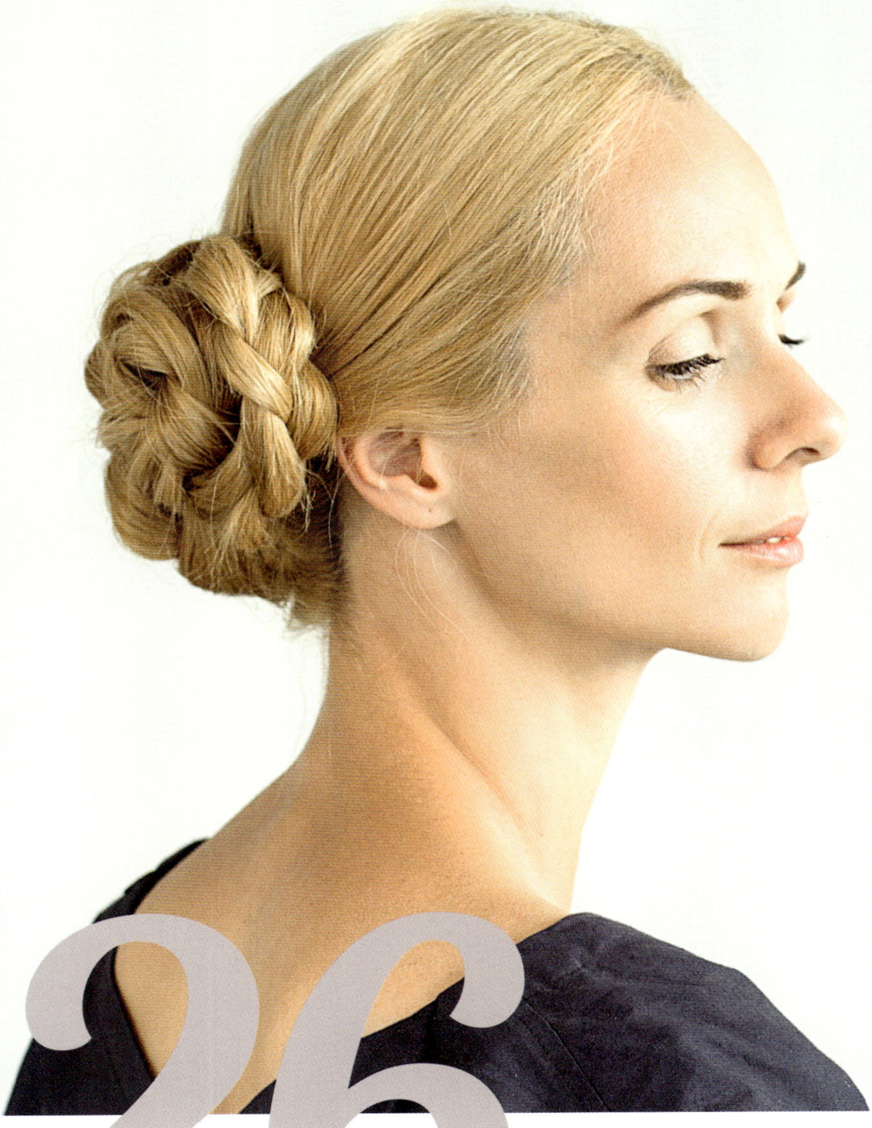

26 PRINZESSIN LEIA

Diese Frisur erinnert sehr an Prinzessin Leia, die Heldin aus dem Film „Star Wars". Diese Frisur sieht toll zu Röcken oder Abendkleidern aus.

SCHWIERIGKEITSGRAD: RELATIV EINFACH. ZEITAUFWAND: 15 MINUTEN. ***

einfach elegant

***

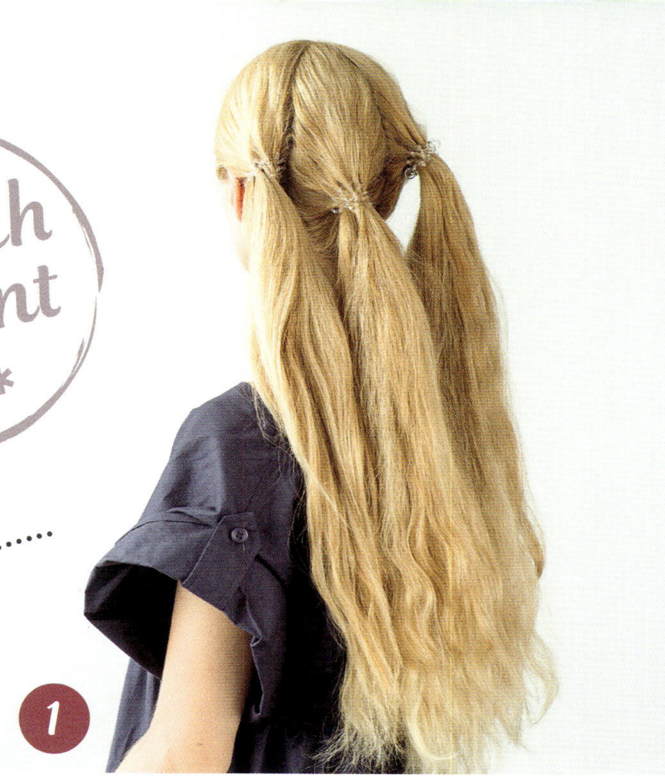

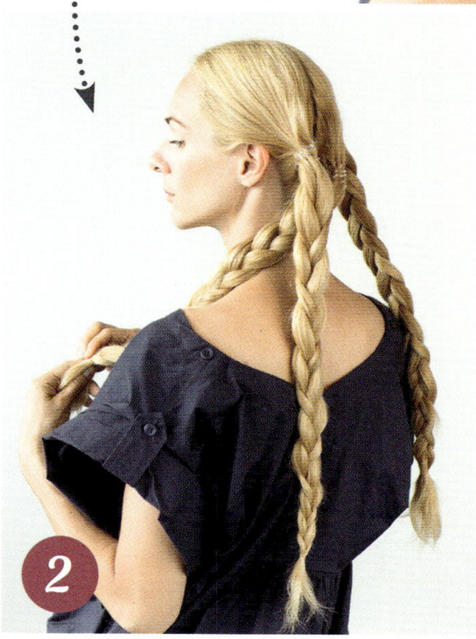

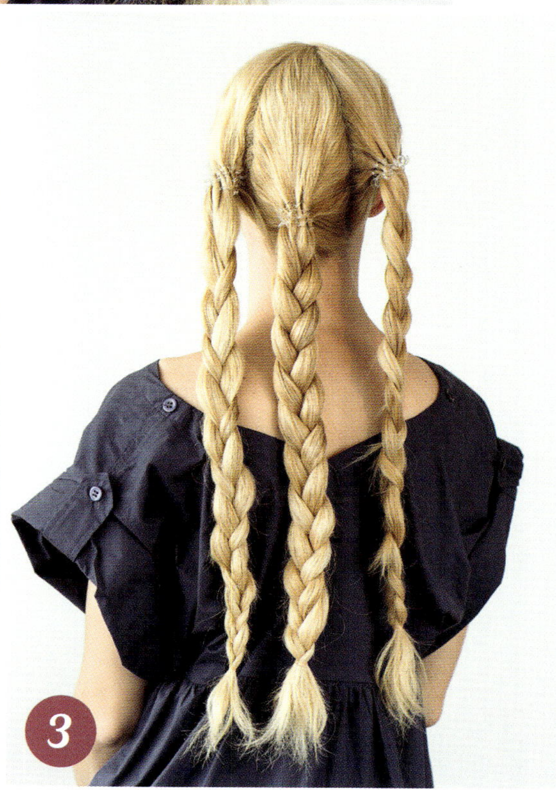

SCHRITT 1: Binden Sie die Haare zu drei Pferdeschwänzen. **SCHRITT 2:** Flechten Sie daraus drei Zöpfe. **SCHRITT 3:** Fixieren Sie die Zöpfe mit Curly-Loops.

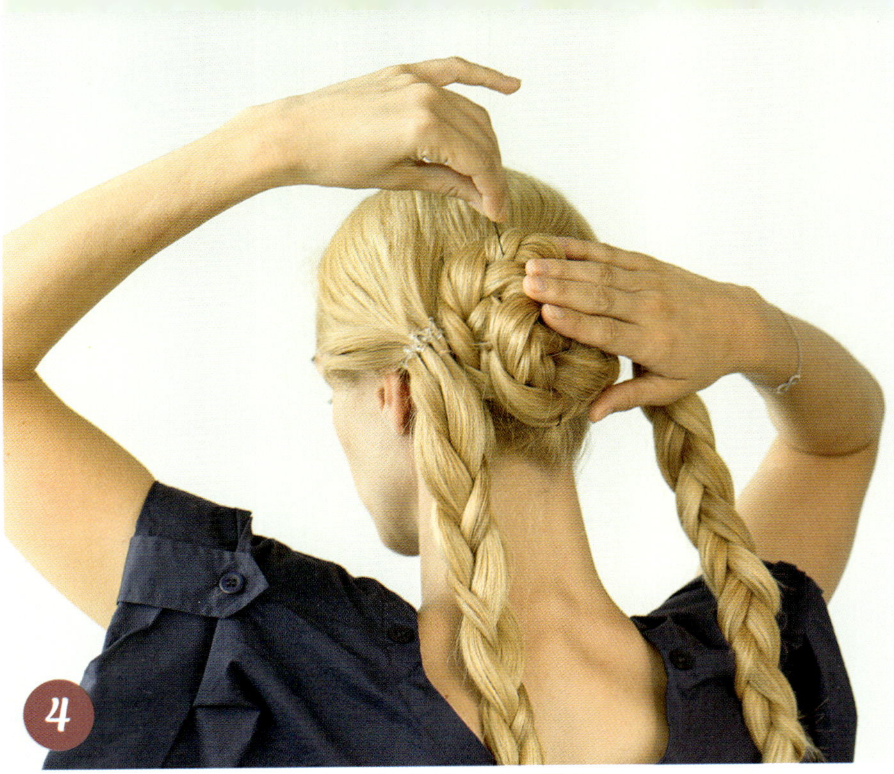

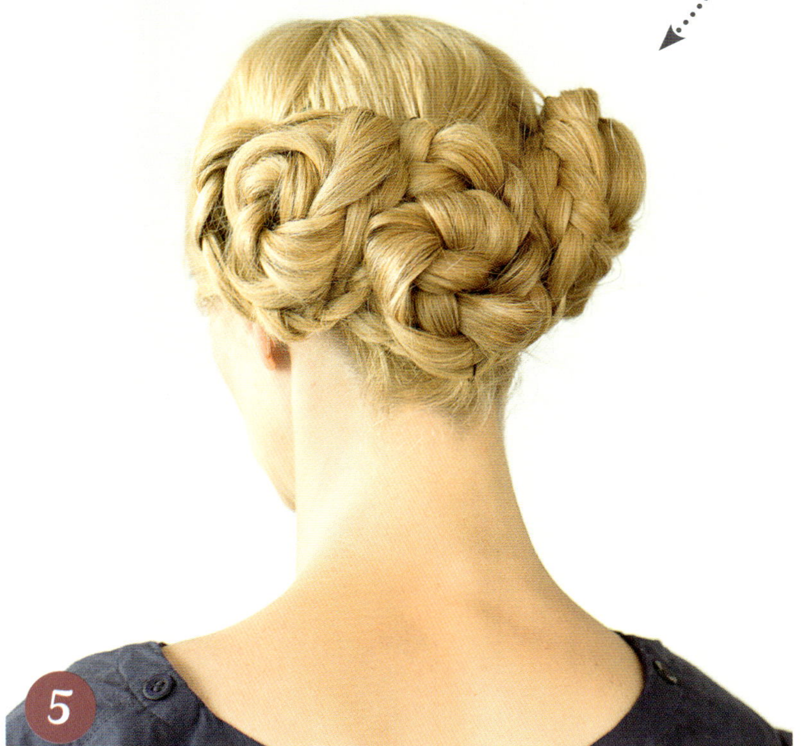

SCHRITT 4: Drehen Sie jeden Zopf ein und fixieren Sie ihn mit Haarnadeln.
SCHRITT 5: Die Frisur ist fertig. **SCHRITT 6 (s. S. 94):** Die Frisur von der Seite.

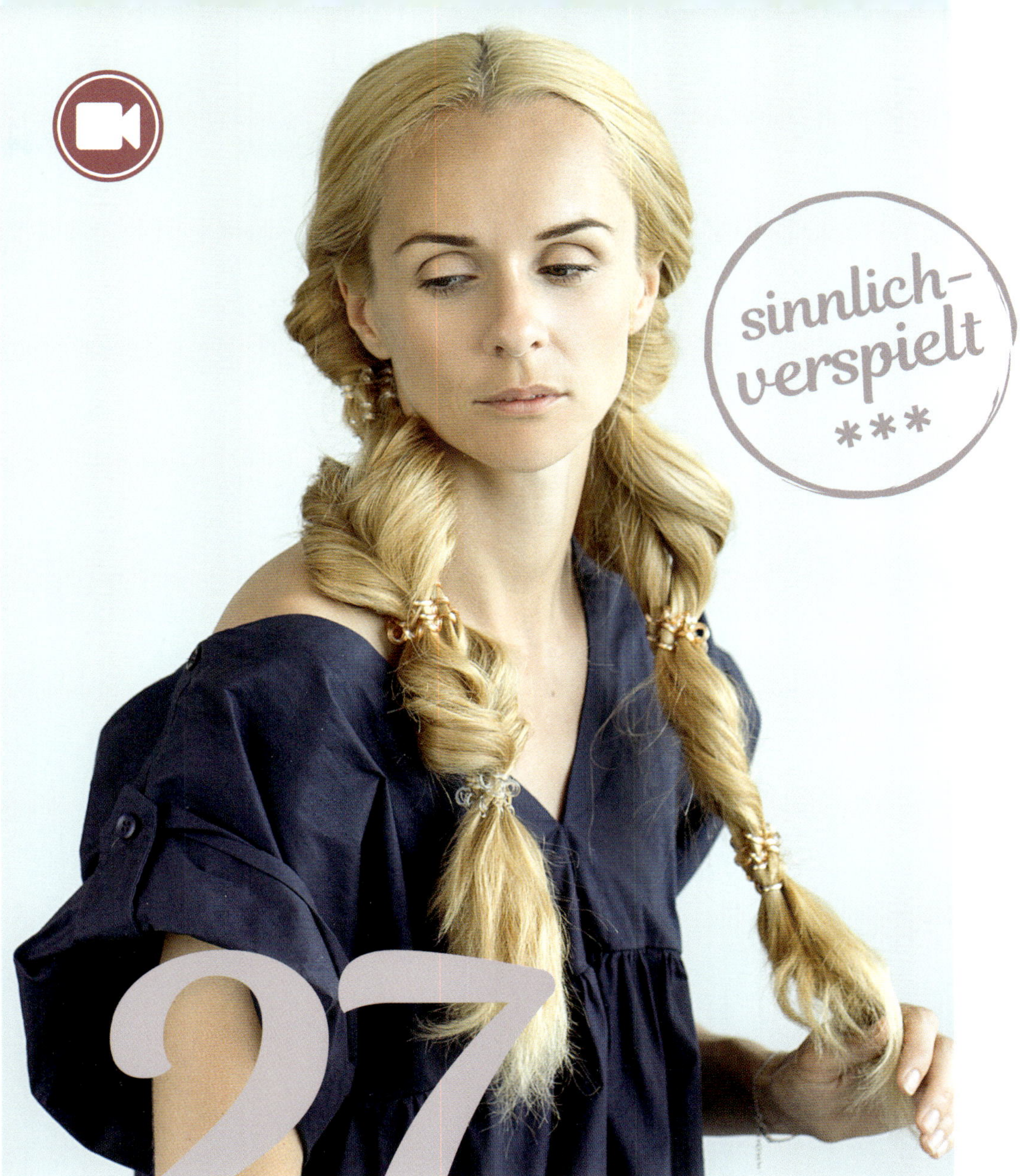

27 HELENA

Eine Frisur für Frauen, die ihre Haare zusammenbinden möchten, aber eine Abwechslung von den gewöhnlichen Zöpfen suchen. Diese Frisur können Sie auch im Alltag tragen.

SCHWIERIGKEITSGRAD: EINFACH. ZEITAUFWAND: 10–15 MINUTEN. ***

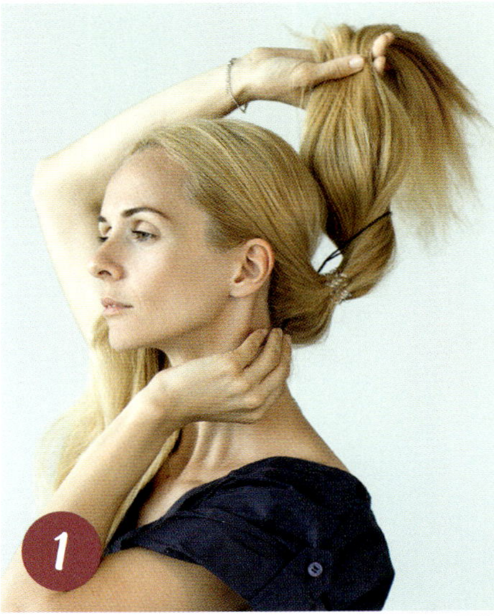

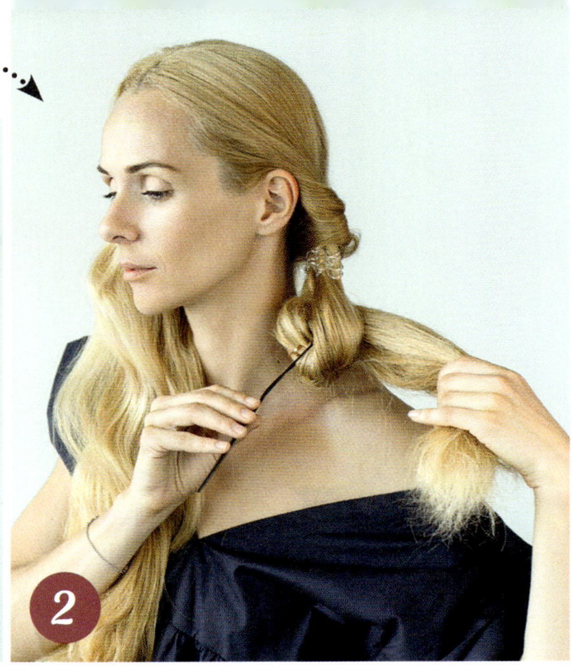

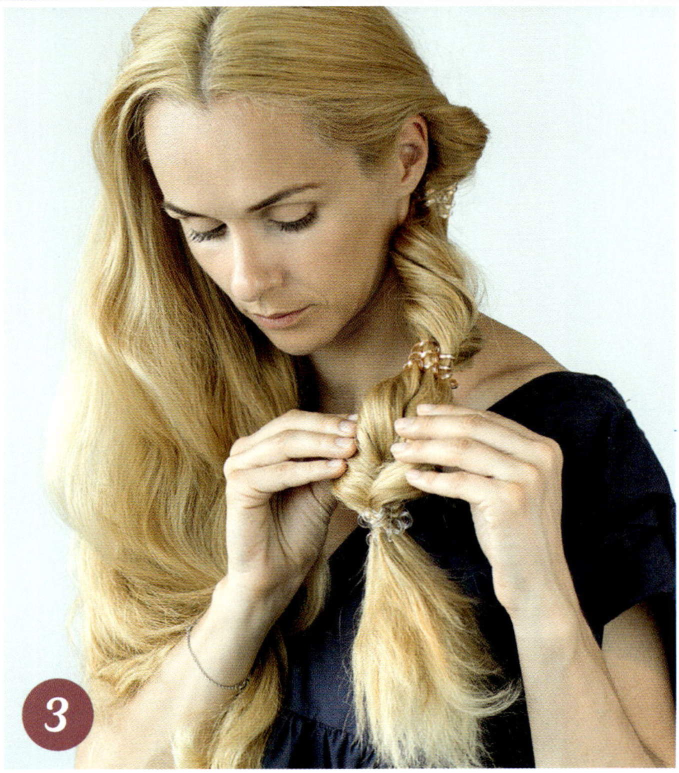

SCHRITT 1: Ziehen Sie einen Mittelscheitel und binden Sie auf beiden Seiten einen Pferdeschwanz. **SCHRITT 2:** Ziehen Sie den Pferdeschwanz mithilfe einer speziellen Schlaufe, dem Hairstyler, nach innen. **SCHRITT 3:** Fixieren Sie dies mit einem Curly-Loop und ziehen Sie den Pferdeschwanz erneut mithilfe des Hairstylers nach innen. **SCHRITT 4 (s. S. 97):** Fixieren Sie den Zopf mit einem weiteren Curly-Loop. Führen Sie dieselben Schritte auch auf der anderen Seite durch. Die Frisur ist fertig.

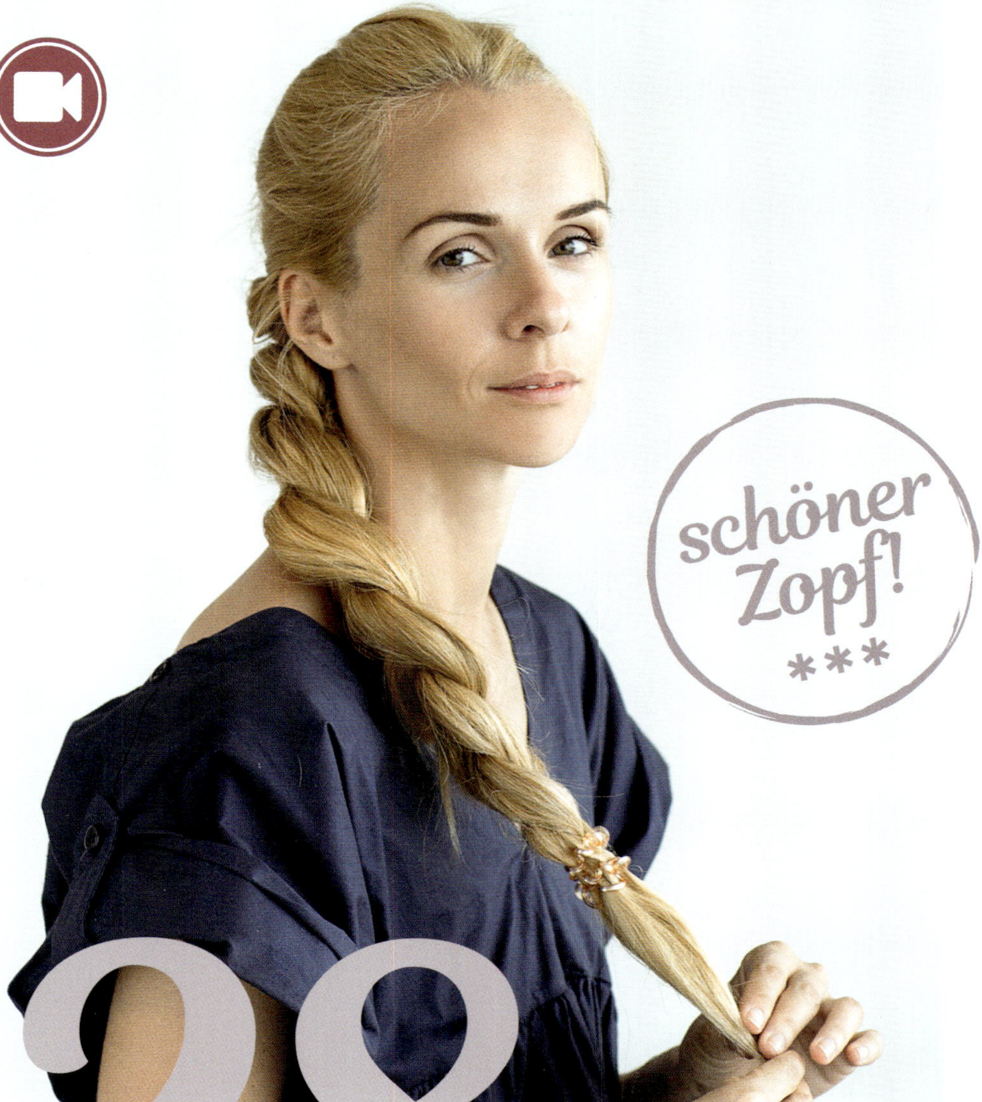

28 HOLLÄNDISCHER ZOPF

Diese Frisur ist eine klassische Zopfvariante, von deren Einfachheit und Schönheit jeder beeindruckt sein wird. Sie ist eine ausgezeichnete Frisurvariante für den Alltag.

SCHWIERIGKEITSGRAD: DAS FLECHTEN MUSS ZWEI BIS DREI MAL GEÜBT WERDEN. ZEITAUFWAND: 15 MINUTEN. ***

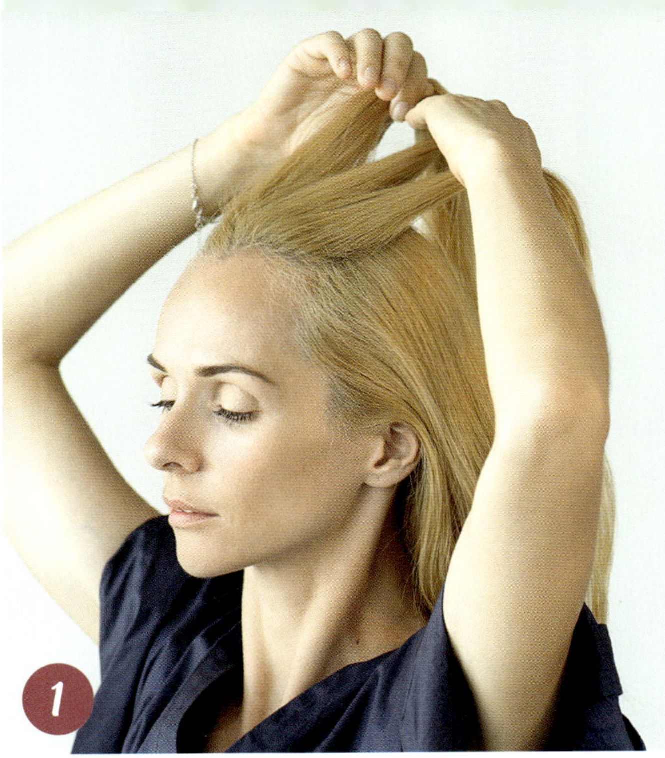

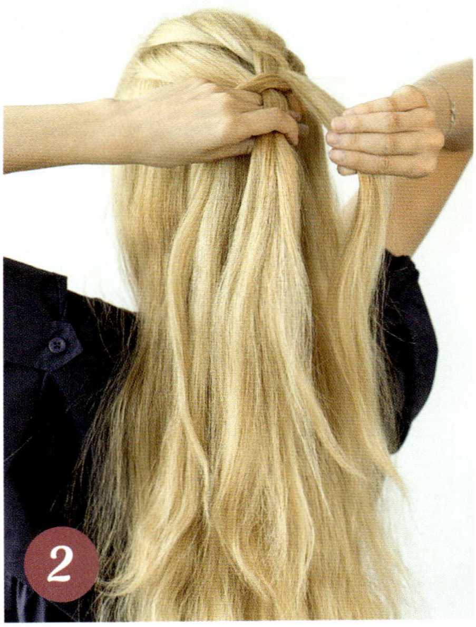

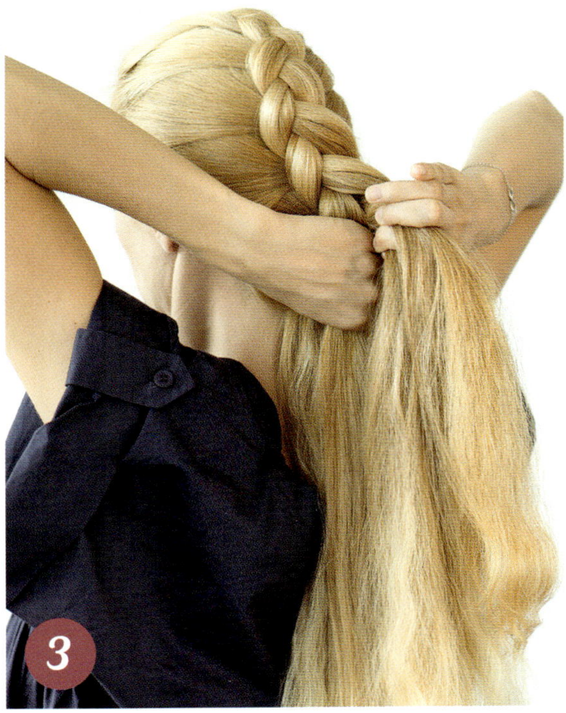

SCHRITT 1: Teilen Sie über der Stirn drei Strähnen ab. **SCHRITT 2:** Beginnen Sie, die Strähnen ineinander zu flechten, indem Sie jeweils eine Strähne unter die vorhergehende legen. Nehmen Sie bei jeder Strähne weitere Haare von der Seite dazu. **SCHRITT 3:** Flechten Sie bis ganz nach unten weiter.

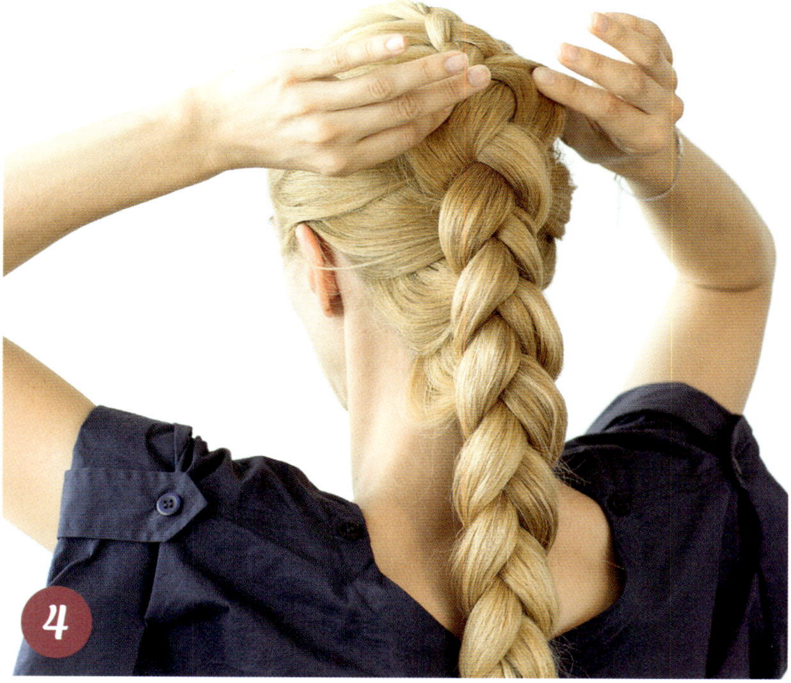

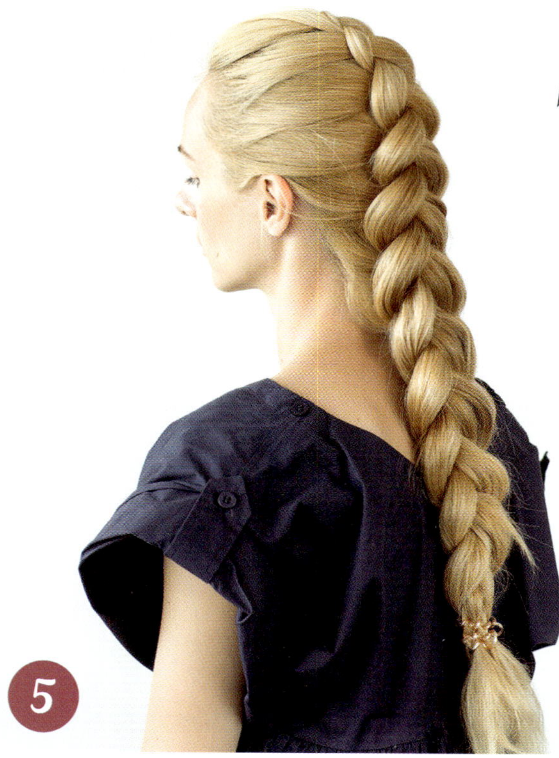

SCHRITT 4: Ziehen Sie den Zopf auseinander und geben Sie ihm dadurch mehr Volumen. **SCHRITT 5:** Die Frisur ist fertig. **SCHRITT 6 (s. S. 99):** Die Frisur von vorne.

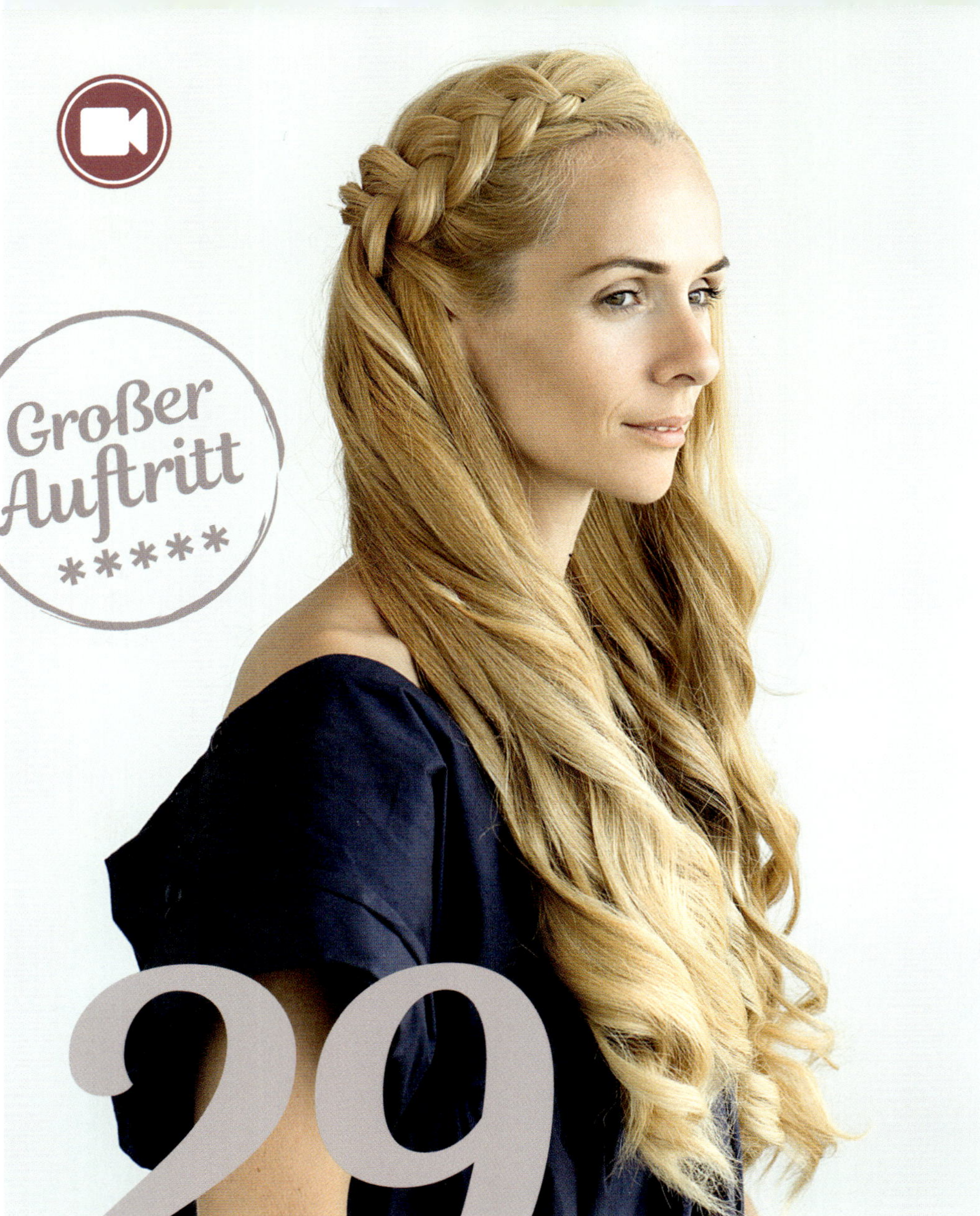

29 RAPUNZEL

Eine besonders schöne Frisur für lange Haare. Diese Frisur schmückt jeden Kleidungsstil und passt für jede Gelegenheit.

SCHWIERIGKEITSGRAD: RELATIV SCHWIERIG, MUSS EIN PAAR MAL GEÜBT WERDEN. ZEITAUFWAND: 20–30 MINUTEN. *****

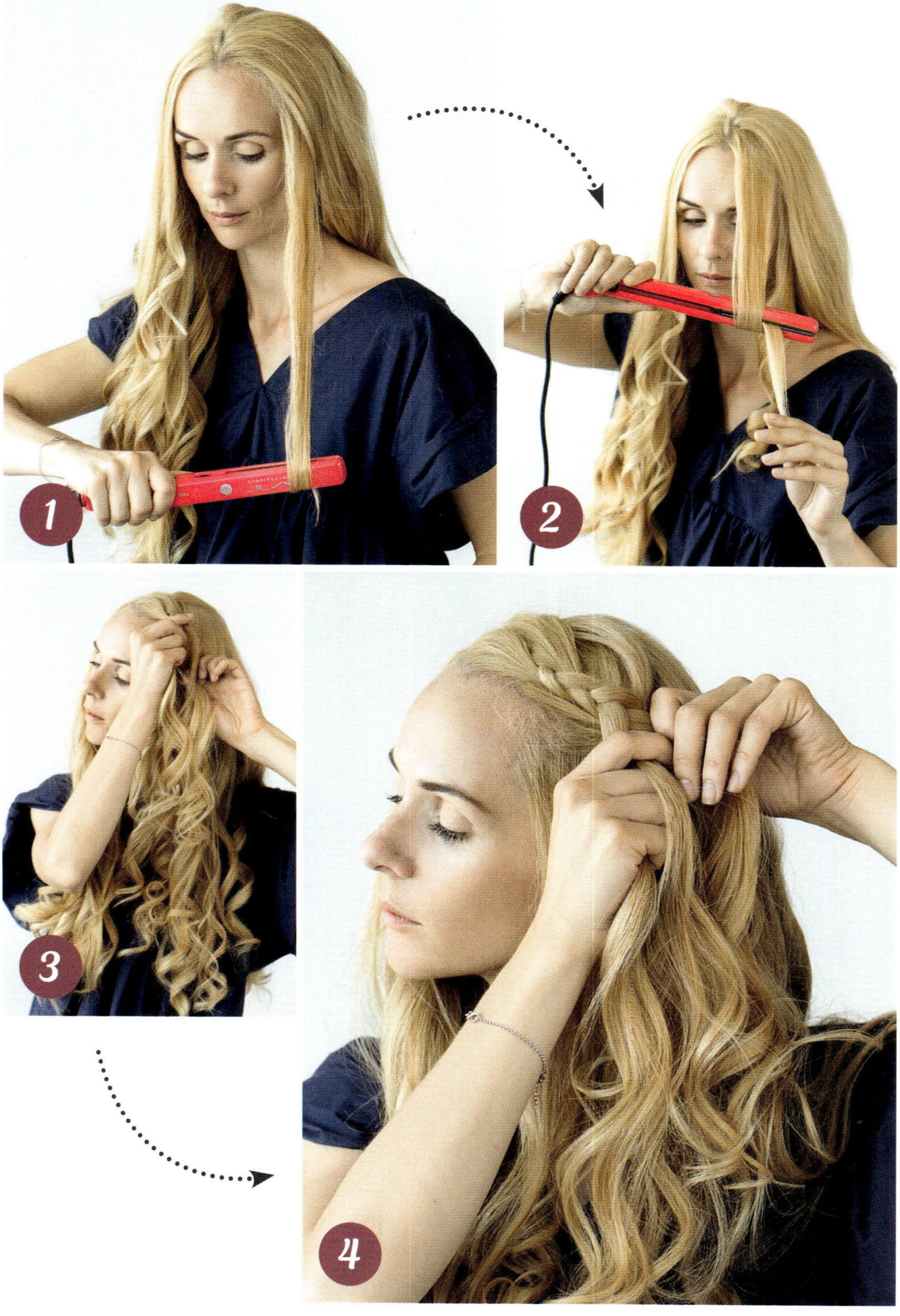

SCHRITT 1: Nehmen Sie ein Glätteisen. **SCHRITT 2:** Klemmen Sie eine dünne Strähne in das Glätteisen und drehen Sie das Glätteisen um seine eigene Achse. Dadurch entstehen schöne Locken. **SCHRITTE 3+4:** Flechten Sie über der Stirn mit drei Strähnen einen seitlichen holländischen Zopf.

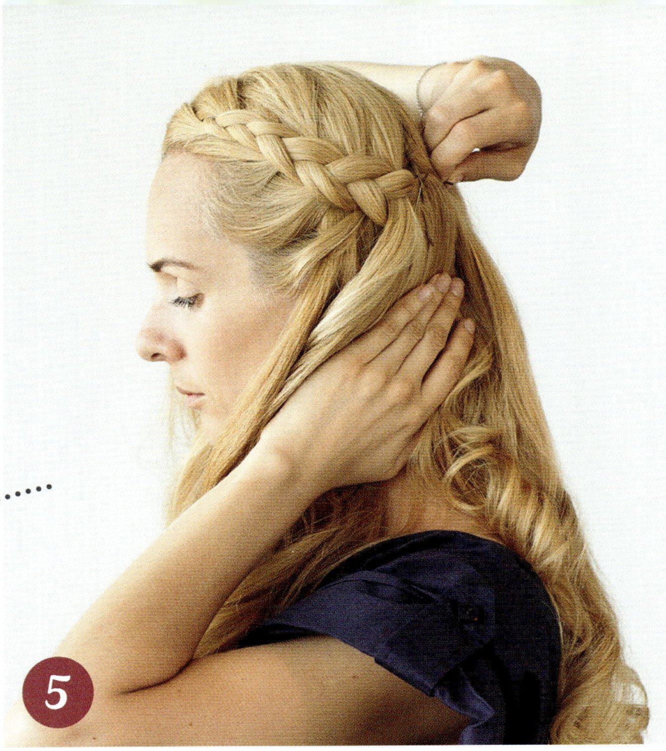

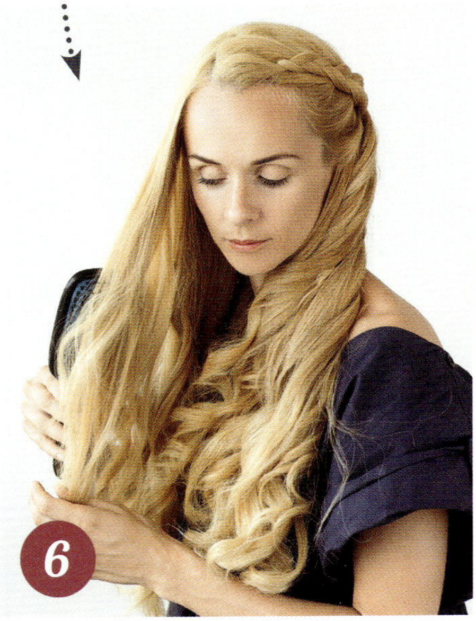

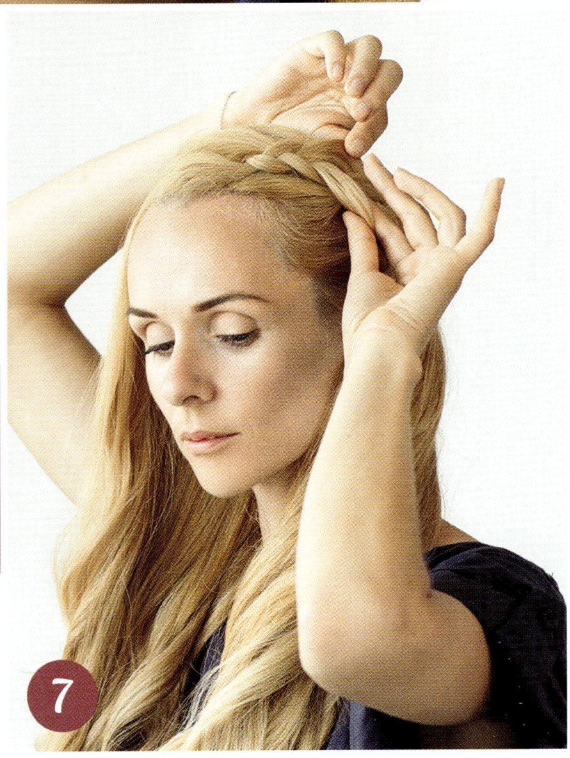

SCHRITT 5: Fixieren Sie den Zopf mit Haarnadeln über dem Ohr. **SCHRITT 6:** Bürsten Sie die Locken vorsichtig, um schönes welliges Haar zu erhalten. **SCHRITT 7:** Ziehen Sie den Zopf etwas auseinander, damit er mehr Volumen bekommt. **SCHRITT 8** **(s. S. 102):** Die Frisur ist fertig.

sommerlich-
verspielt
***

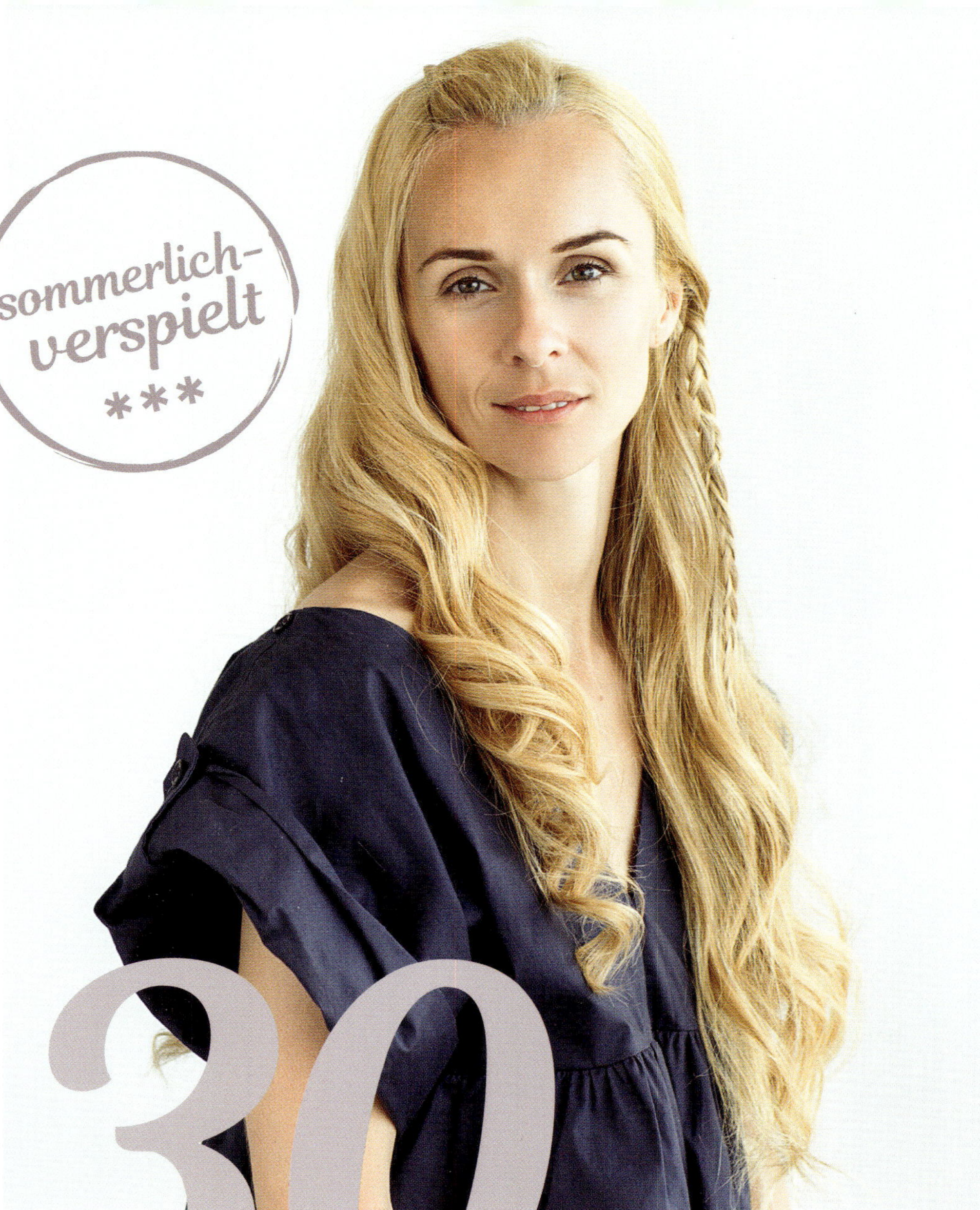

30 WASSERFALL

Eine besonders liebevolle Frisur, welche die volle Schönheit langer Haare zeigt. Diese Frisur lässt sich hervorragend mit Sommerröcken kombinieren.

SCHWIERIGKEITSGRAD: DIESE FRISUR MUSS ZWEI BIS DREI MAL GEÜBT WERDEN.
ZEITAUFWAND: 10–15 MINUTEN. ***

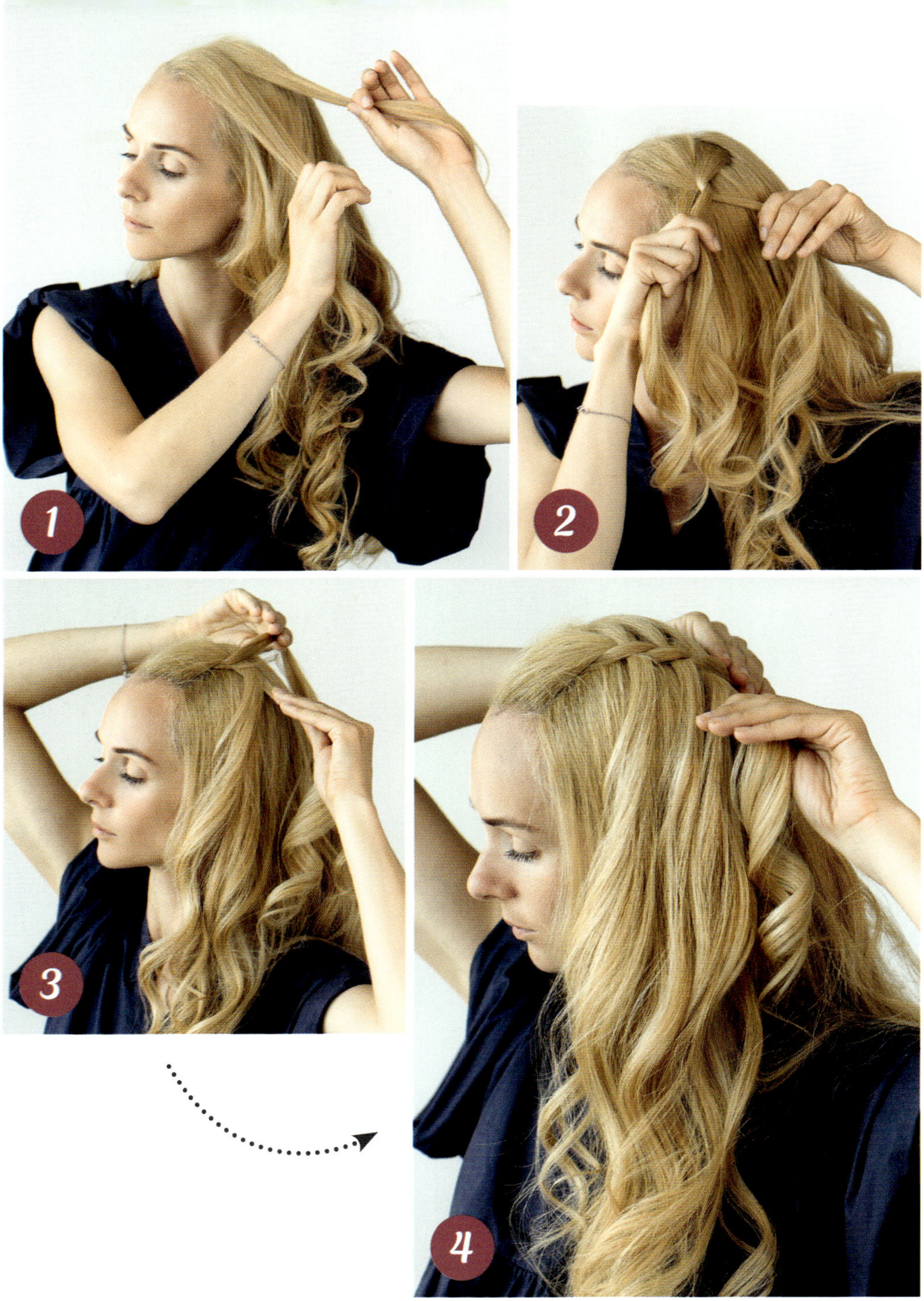

SCHRITT 1: Teilen Sie zwei Strähnen ab. **SCHRITT 2:** Legen Sie eine Strähne über die andere und überkreuzen Sie die Strähnen dadurch. Wiederholen Sie den Vorgang, sodass die Strähnen wieder auf ihrer Ausgangsposition liegen. **SCHRITT 3:** Nehmen Sie eine Strähne von oben und legen Sie diese zwischen die zwei Strähnen. Überkreuzen Sie erneut zweimal die zwei Strähnen. **SCHRITT 4:** Nehmen Sie immer wieder Strähnen von oben und legen Sie diese zwischen die zwei Hauptsträhnen.

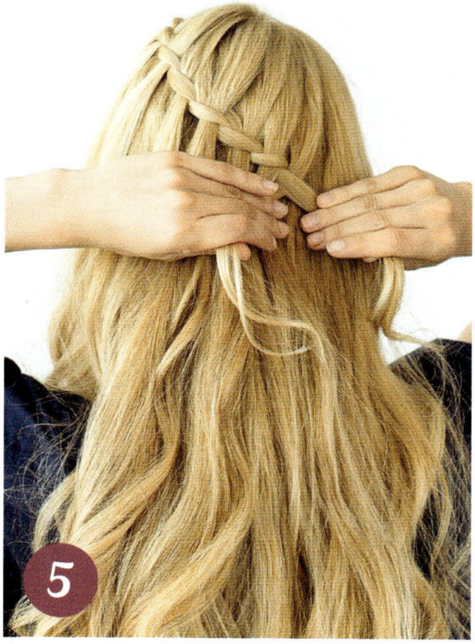

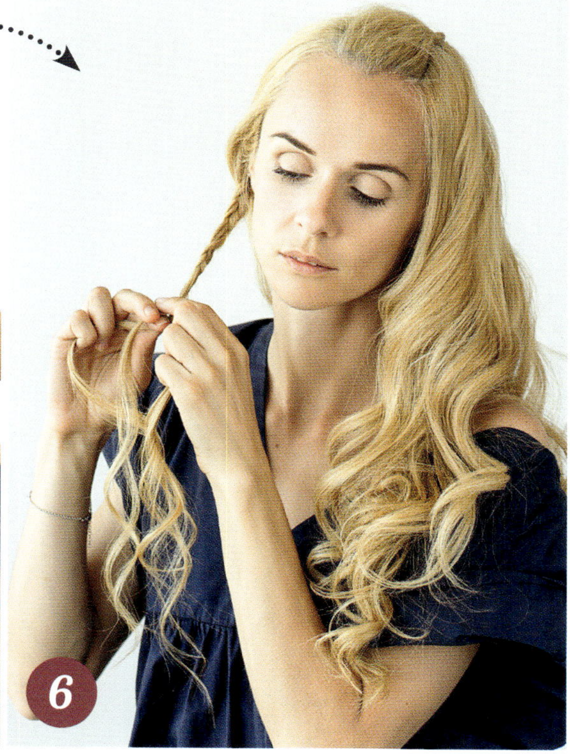

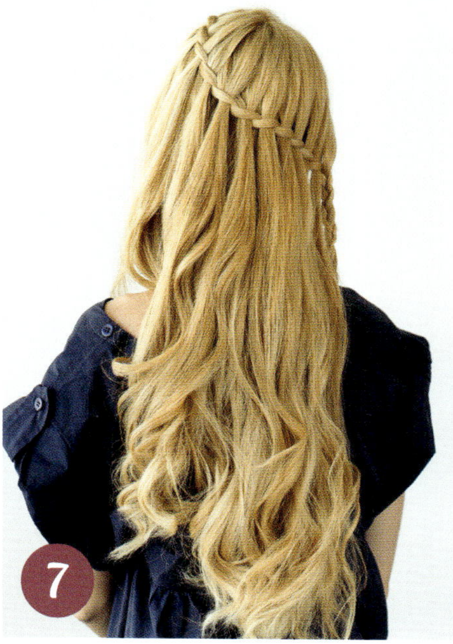

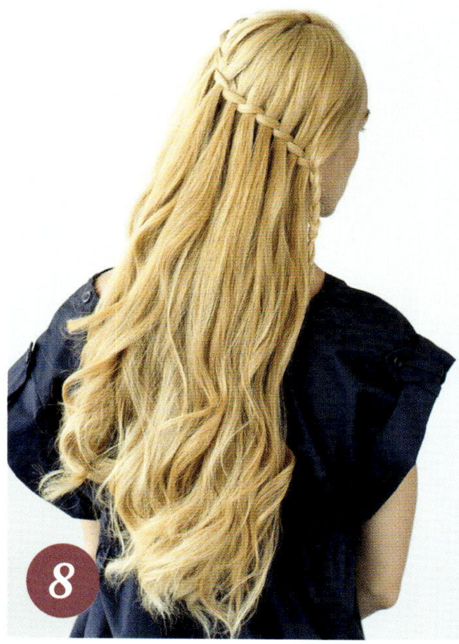

SCHRITT 5: Setzen Sie das Flechten schräg fort. **SCHRITT 6:** Flechten Sie zuletzt einen dünnen Zopf. **SCHRITTE 7+8:** Die Frisur ist fertig. **SCHRITT 9 (s. S. 105):** Die Frisur von vorne.

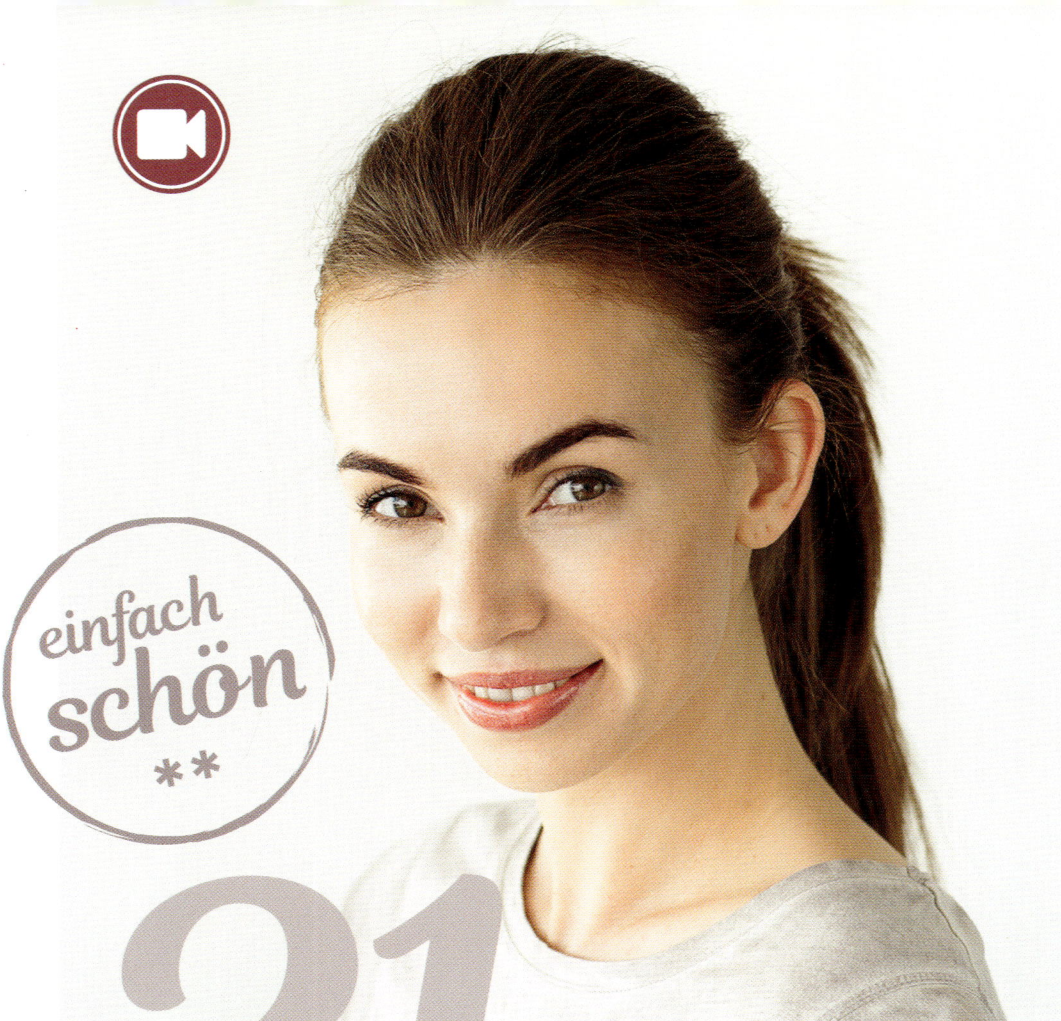

31 FESTER PFERDESCHWANZ

Es gibt wohl nichts Einfacheres als einen klassischen Pferdeschwanz! Bei Frauen mit dichtem, schwerem Haar hält der klassische Pferdeschwanz jedoch nicht lange und rutscht ständig nach unten. Versuchen Sie diese Technik und Sie werden mit Ihrer Frisur den ganzen Tag zufrieden sein.

SCHWIERIGKEITSGRAD: EINFACH. ZEITAUFWAND: 5–10 MINUTEN. **

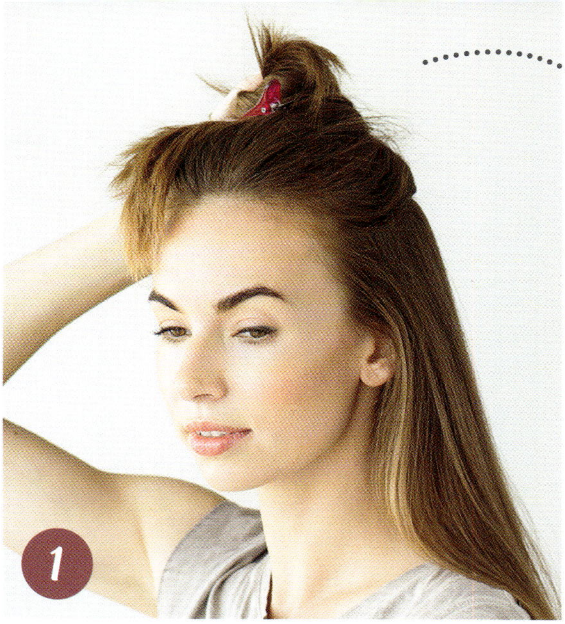

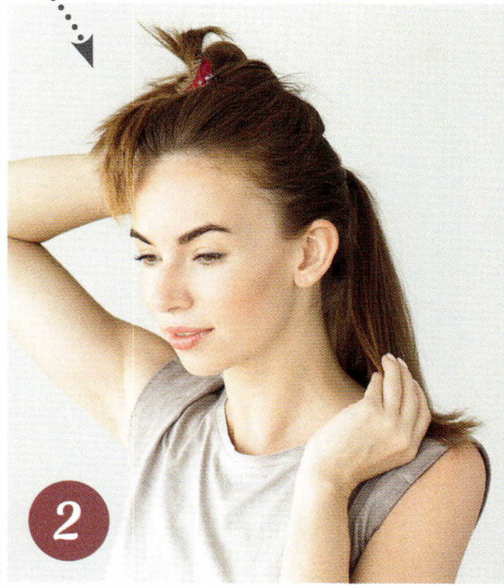

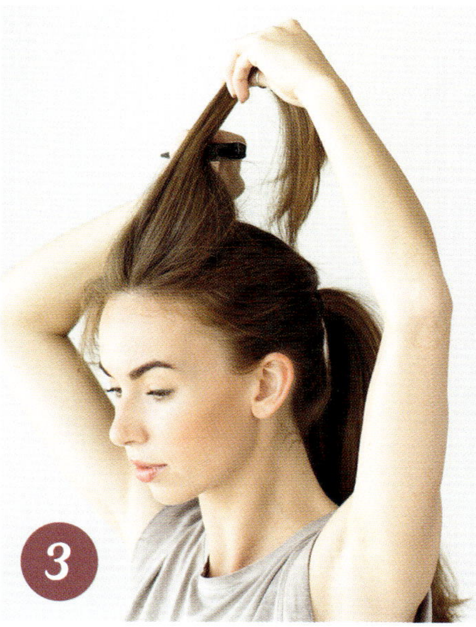

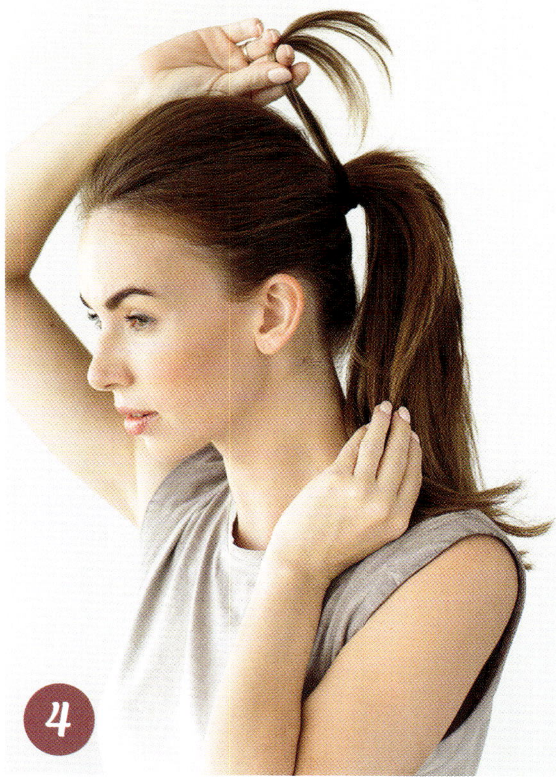

SCHRITT 1: Stecken Sie den oberen Teil der Haare mit einem Frisier-Haarclip fest. **SCHRITT 2:** Binden Sie in der Mitte des Hinterkopfes einen Pferdeschwanz. **SCHRITT 3:** Toupieren Sie die losen Haare am oberen Kopf mit der Toupierbürste. **SCHRITT 4:** Binden Sie die oberen losen Haare gemeinsam mit dem Pferdeschwanz zu einem weiteren Pferdeschwanz zusammen. Verstecken Sie den Haargummi unter einer Haarsträhne. **SCHRITT 5 (s. S. 108):** Die Frisur ist fertig.

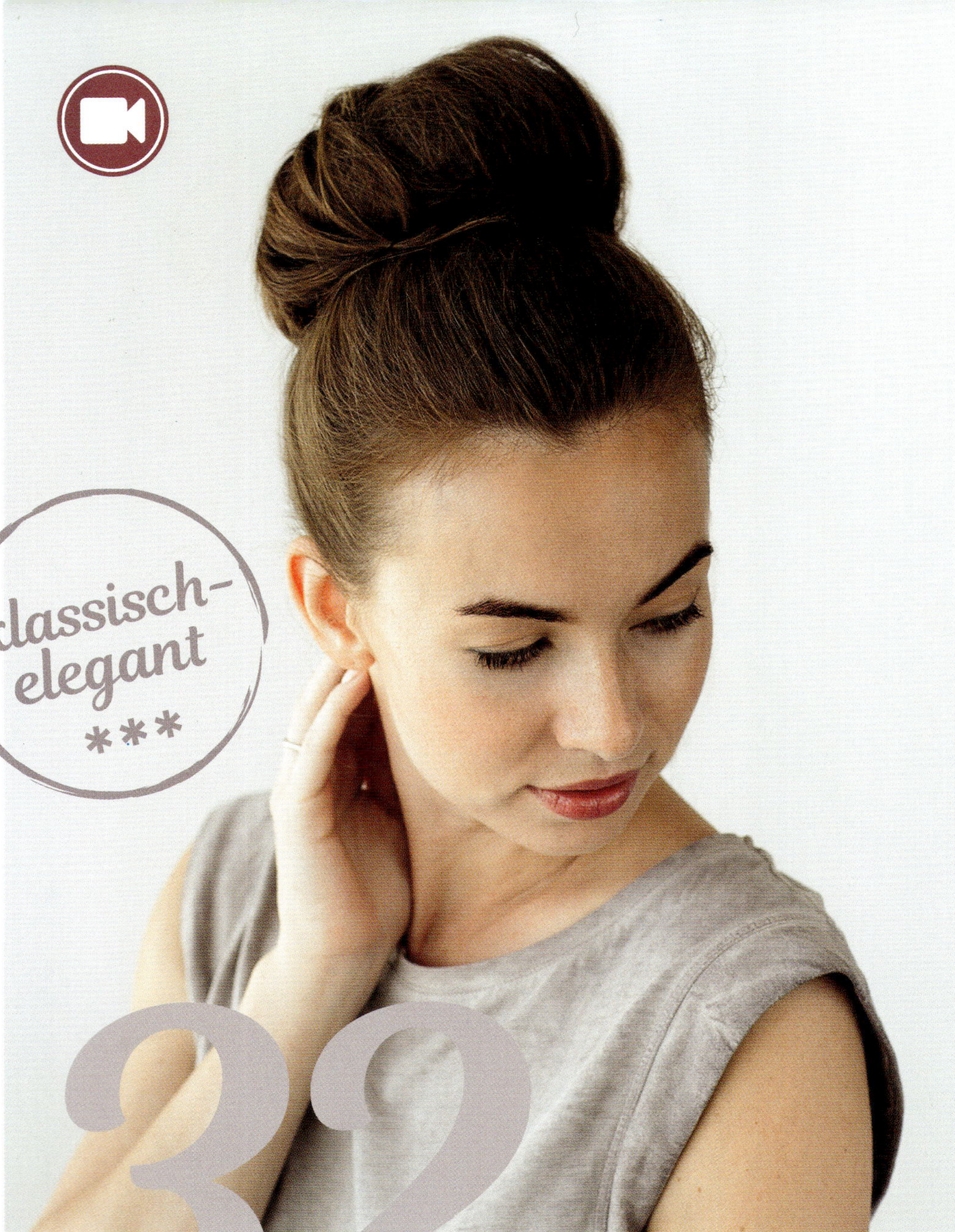

32

BRIDGET

Eine elegante und klassische Frisur, die gut zu Abendkleidern passt.

SCHWIERIGKEITSGRAD: SEHR EINFACH. ZEITAUFWAND: 10–15 MINUTEN. ***

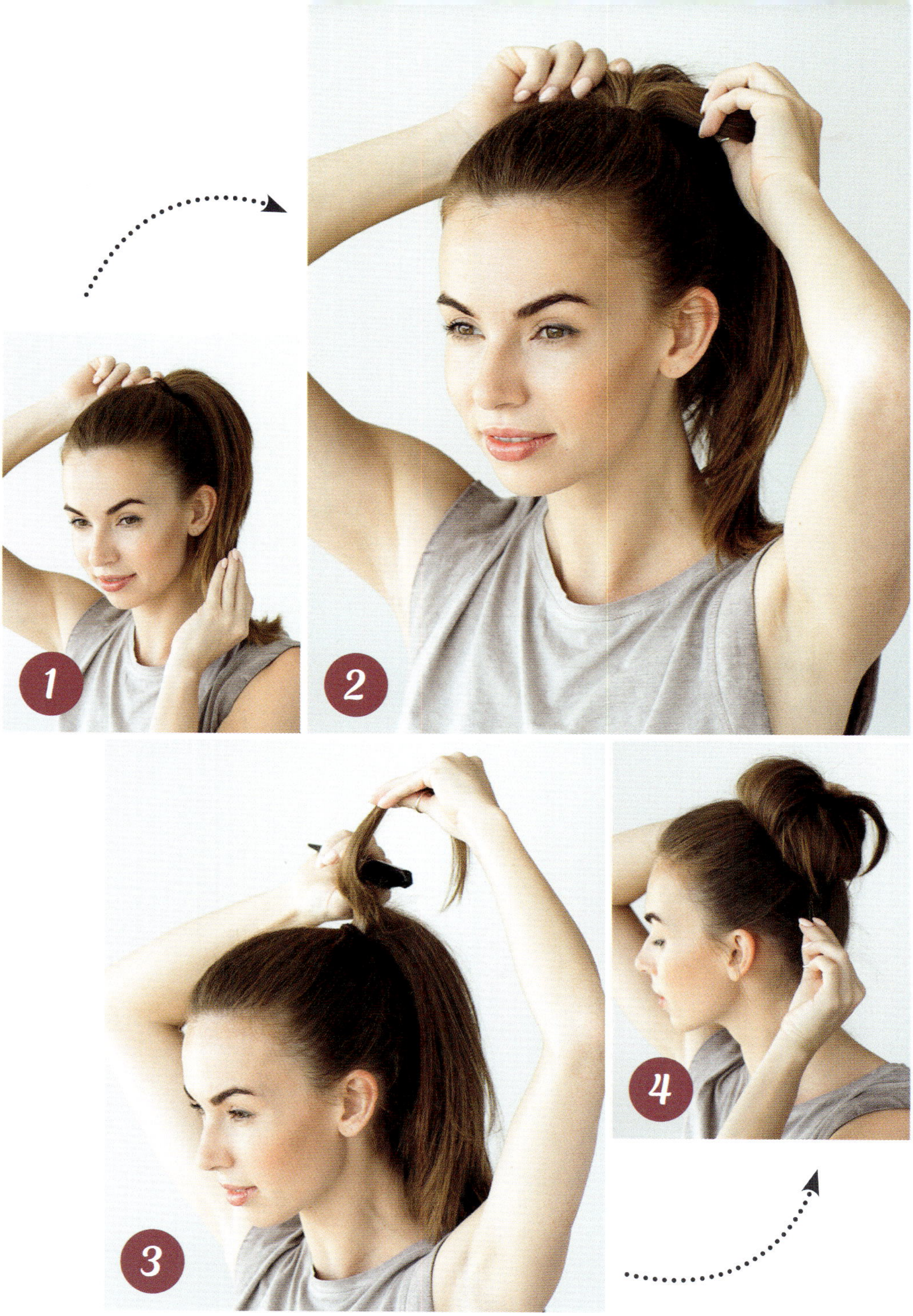

SCHRITT 1: Binden Sie die Haare zu einem hohen Pferdeschwanz. **SCHRITT 2:** Teilen Sie den Pferdeschwanz in mehrere Strähnen, um ihn einfacher toupieren zu können. **SCHRITT 3:** Toupieren Sie die Haare mit der Toupierbürste. **SCHRITT 4:** Stecken Sie die toupierten Haare in den Ansatz des Pferdeschwanzes und fixieren Sie sie mit Haarnadeln. **SCHRITT 5 (s. S. 110):** Die Frisur ist fertig.

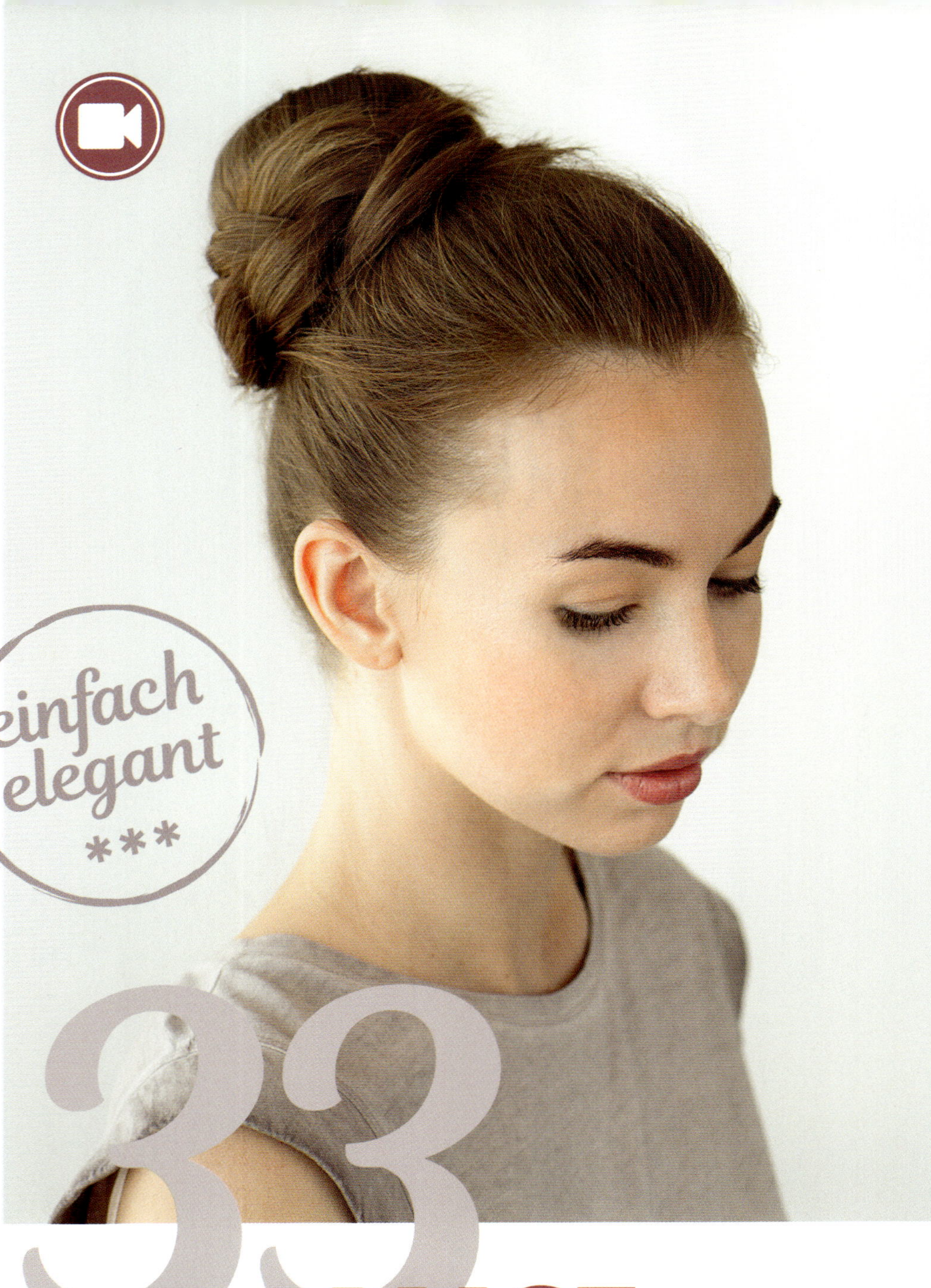

33 ALICE

Eine weitere Variante des klassischen Dutts. Diese Frisur können Sie sowohl im Büro als auch bei Partys tragen.

SCHWIERIGKEITSGRAD: EINFACH. ZEITAUFWAND: 10–15 MINUTEN. ***

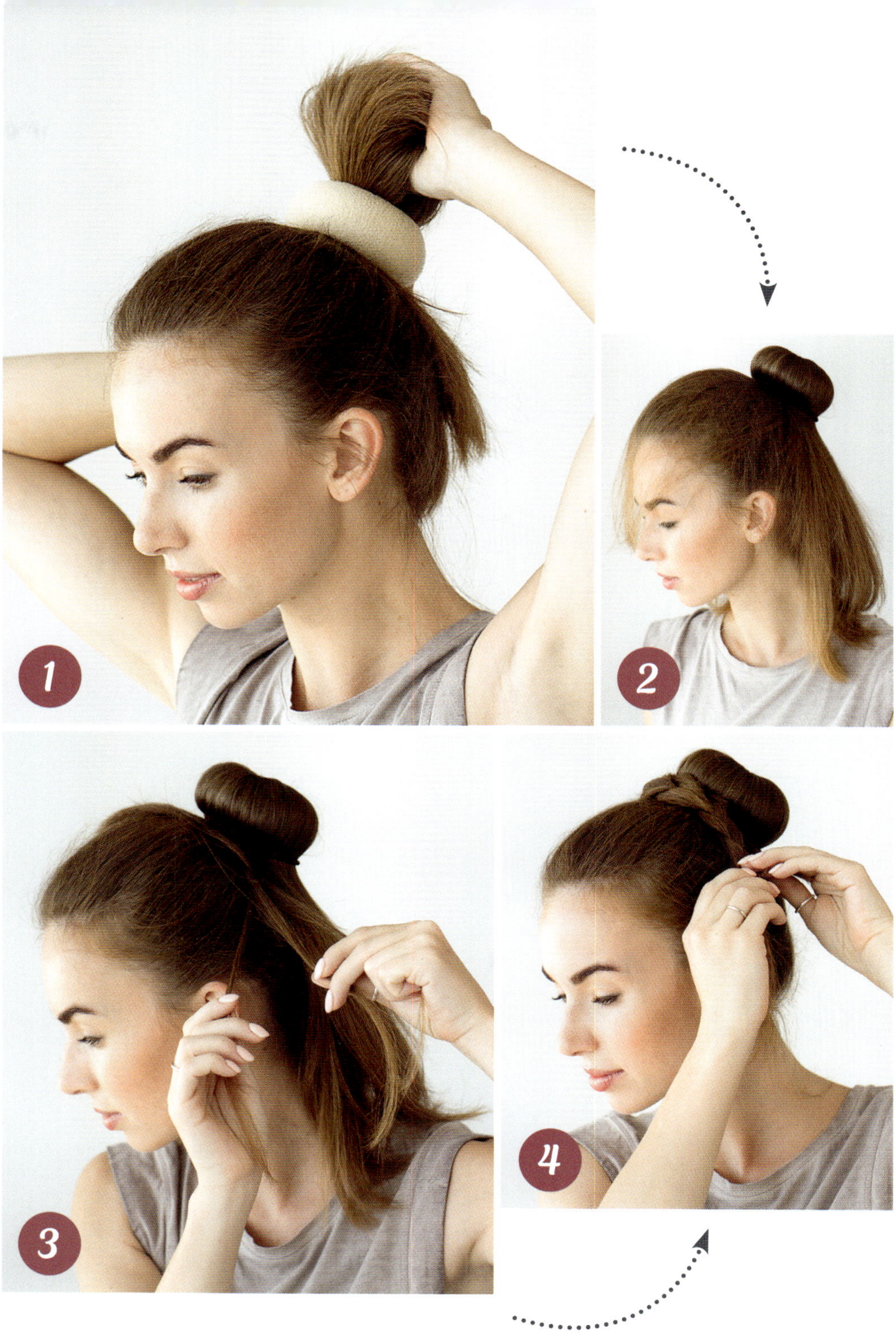

SCHRITT 1: Binden Sie einen hohen Pferdeschwanz und stecken Sie darauf einen Hair-Donut. **SCHRITT 2:** Legen Sie die Haare über den Donut und fixieren Sie die Haare mit einem Haargummi. **SCHRITT 3:** Flechten Sie aus den losen Haaren einen Zopf rund um den Dutt. **SCHRITT 4:** Befestigen Sie den Zopf mit Haarnadeln. **SCHRITT 5 (s. S. 112):** Die Frisur ist fertig.

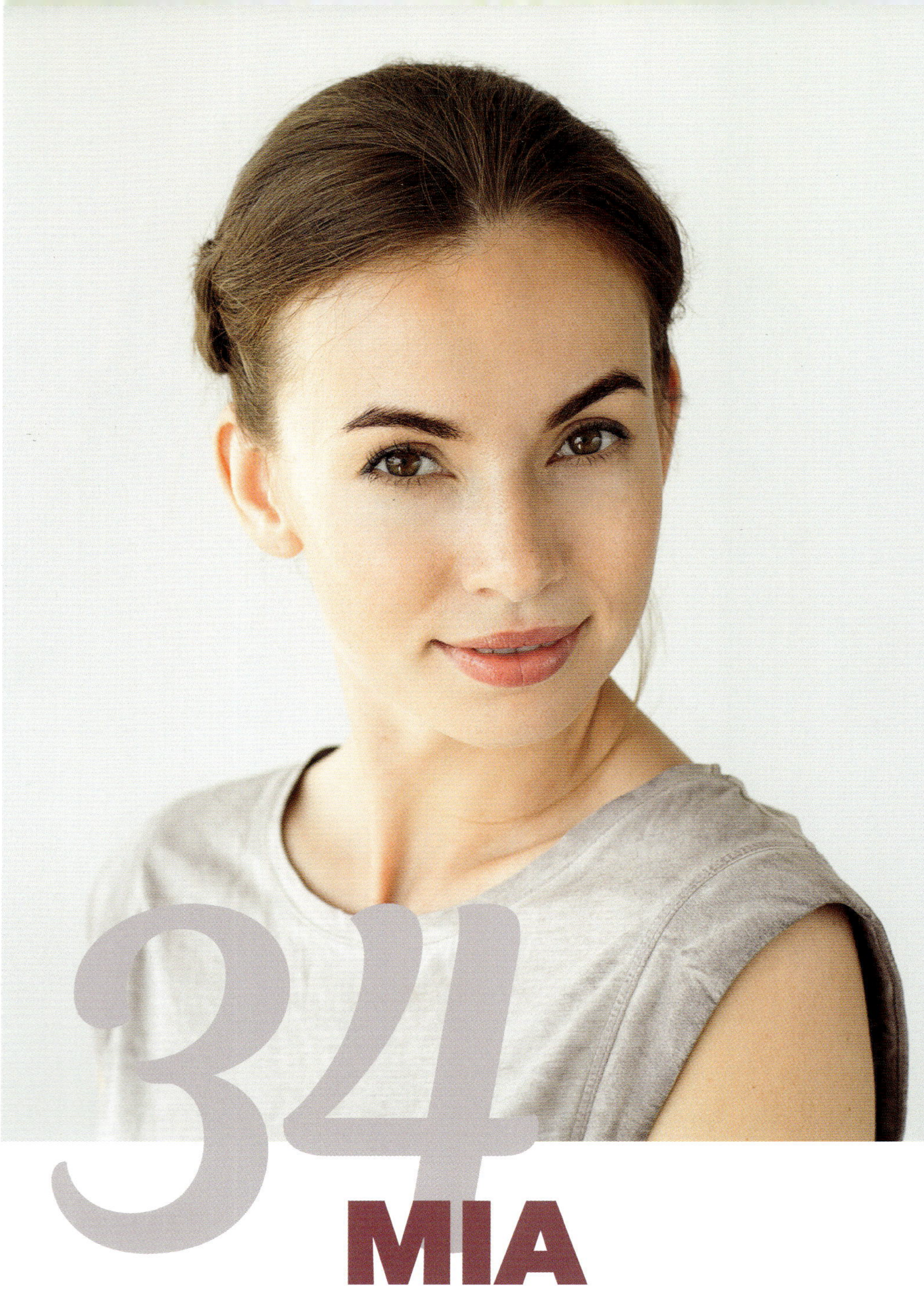

34

MIA

Eine Frisur für mittellange und lange Haare, die Sie sowohl jeden Tag als auch bei besonderen Anlässen tragen können.

SCHWIERIGKEITSGRAD: EIN BIS ZWEI MAL ÜBEN IST ERFORDERLICH.
ZEITAUFWAND: 15–20 MINUTEN. ****

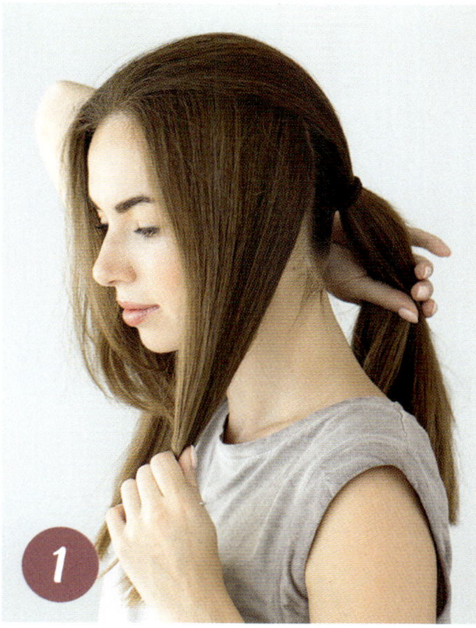

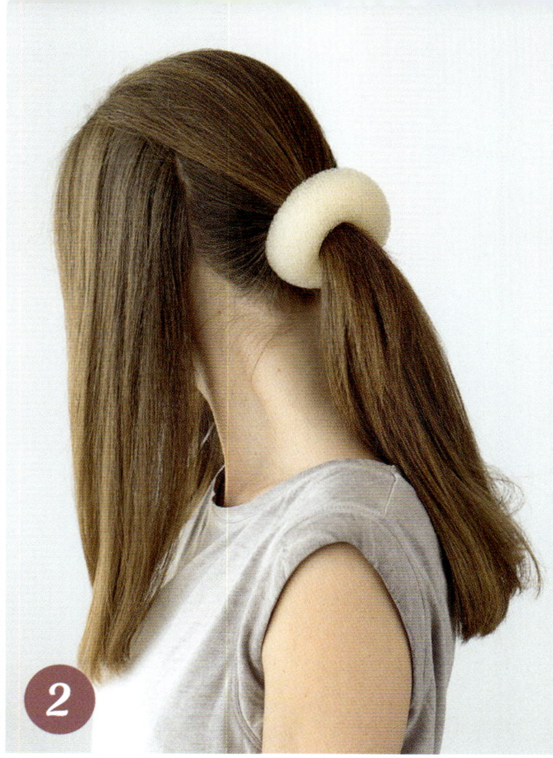

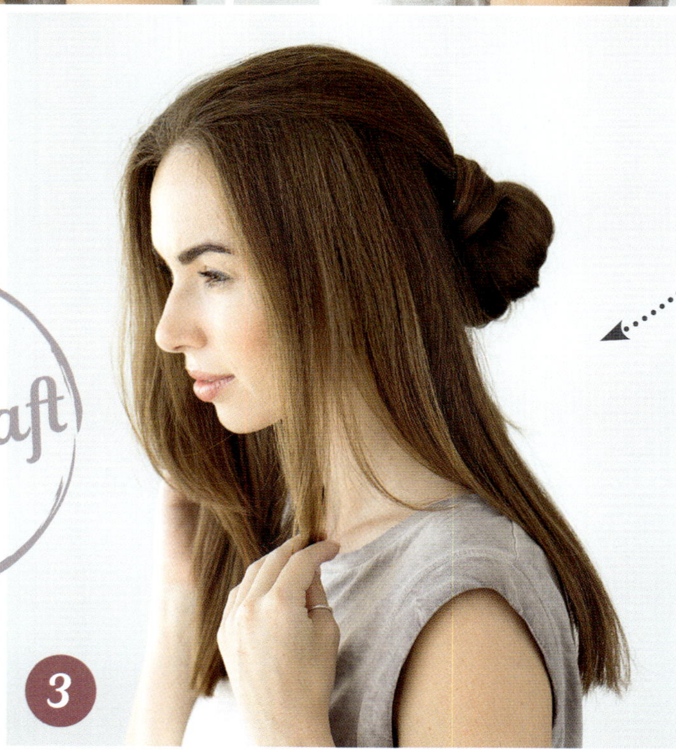

einfach traumhaft
****

SCHRITT 1: Binden Sie einen Pferdeschwanz, wobei die Haare am seitlichen Kopf nicht in den Pferdeschwanz kommen, sondern offen bleiben. **SCHRITT 2:** Stecken Sie einen Hair-Donut auf den Pferdeschwanz. **SCHRITT 3:** Umwickeln Sie den Donut mit den Haaren aus dem Pferdeschwanz.

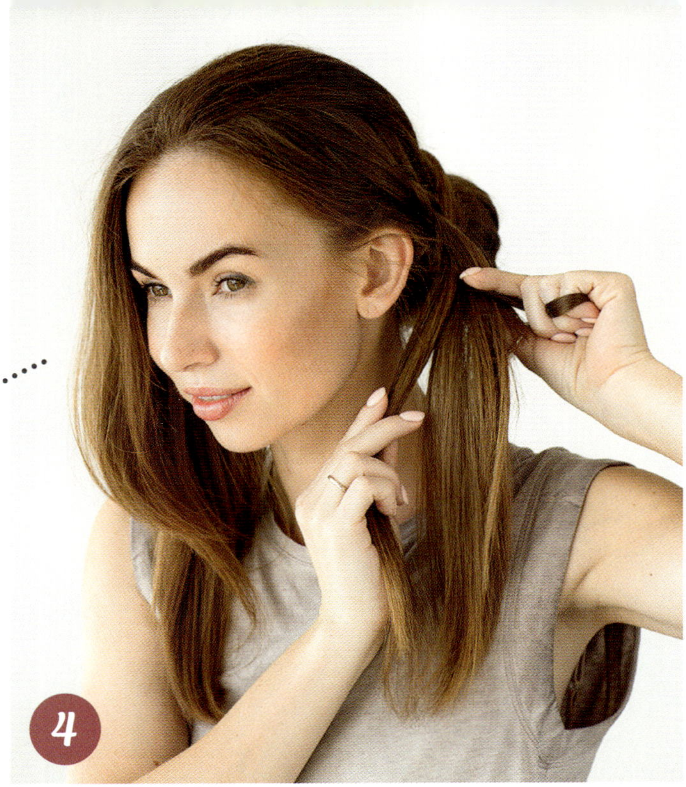

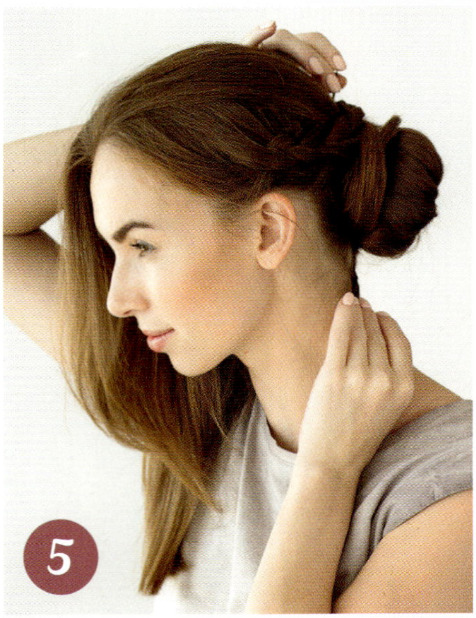

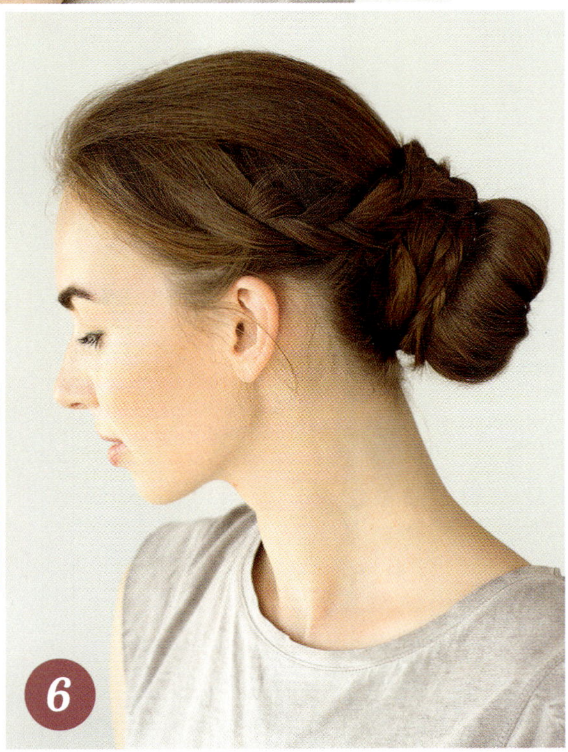

SCHRITT 4: Flechten Sie auf beiden Seiten aus den losen Haaren einen Zopf. **SCHRITT 5:** Umwickeln Sie den Dutt mit den Zöpfen und fixieren Sie die Frisur mit Haarnadeln. **SCHRITT 6:** Die Frisur ist fertig. **SCHRITT 7 (s. S. 114):** Die Frisur von vorne.

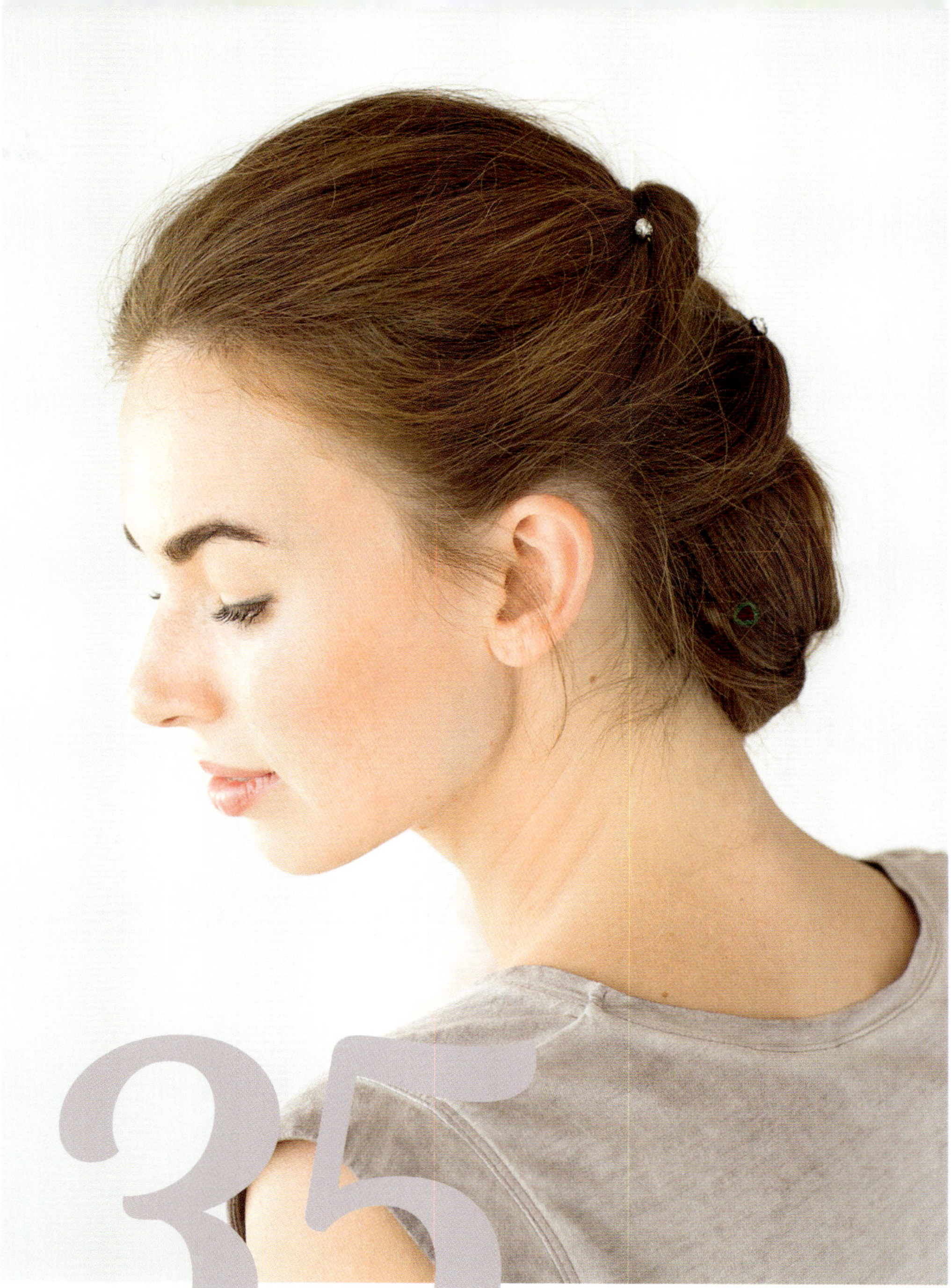

35

CHLOE

Eine voluminöse Frisur für jeden Tag.

SCHWIERIGKEITSGRAD: EINFACH. ZEITAUFWAND: 10–15 MINUTEN. ***

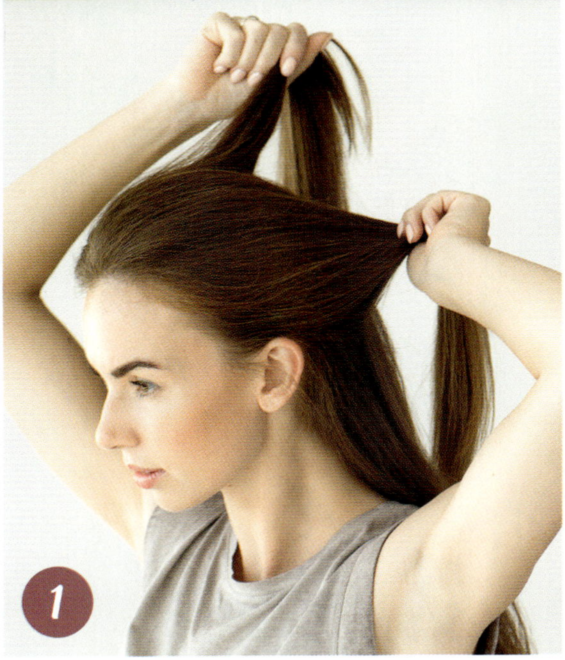

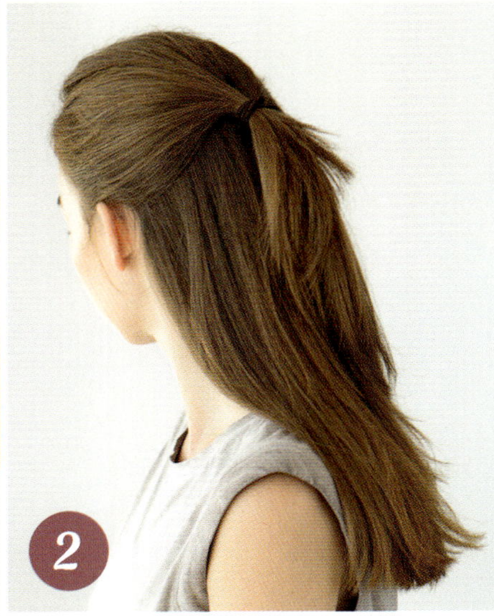

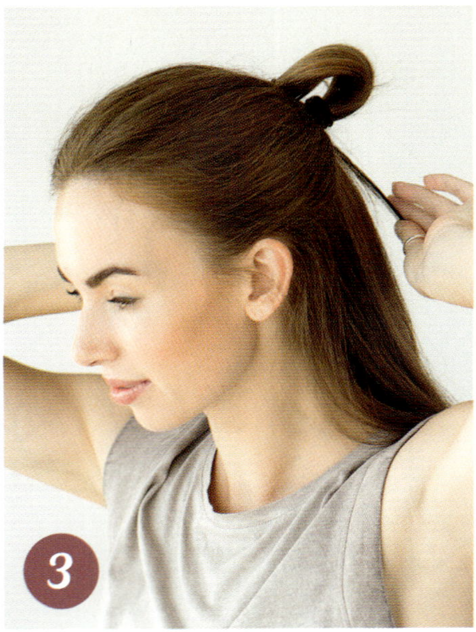

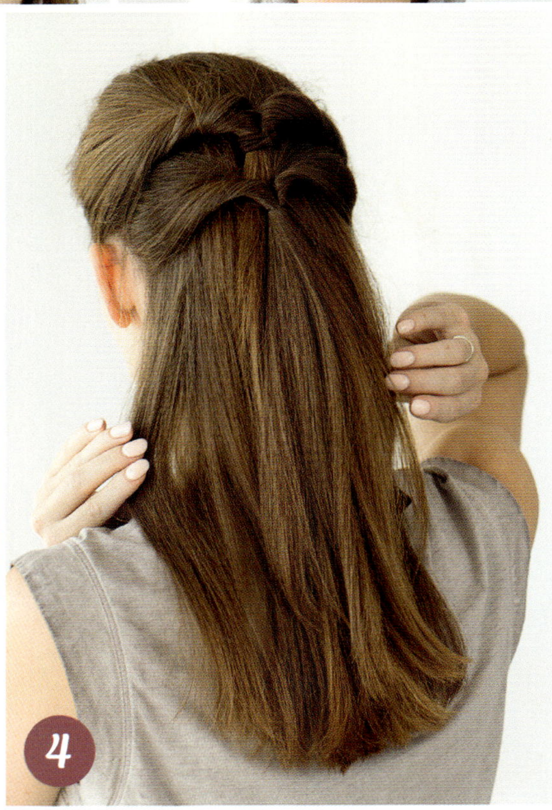

SCHRITT 1: Teilen Sie die Haare über der Stirn und am seitlichen Vorderkopf ab und binden Sie diese zu einem Pferdeschwanz. **SCHRITT 2:** Binden Sie den Pferdeschwanz locker zusammen. **SCHRITT 3:** Ziehen Sie den Pferdeschwanz mit dem Hairstyler nach innen durch. **SCHRITT 4:** Binden Sie weiter unten noch einen Pferdeschwanz und fädeln Sie diesen wiederum mit dem Hairstyler nach innen durch.

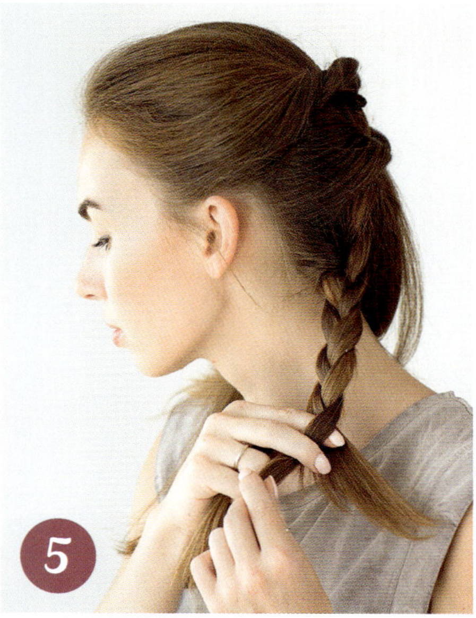

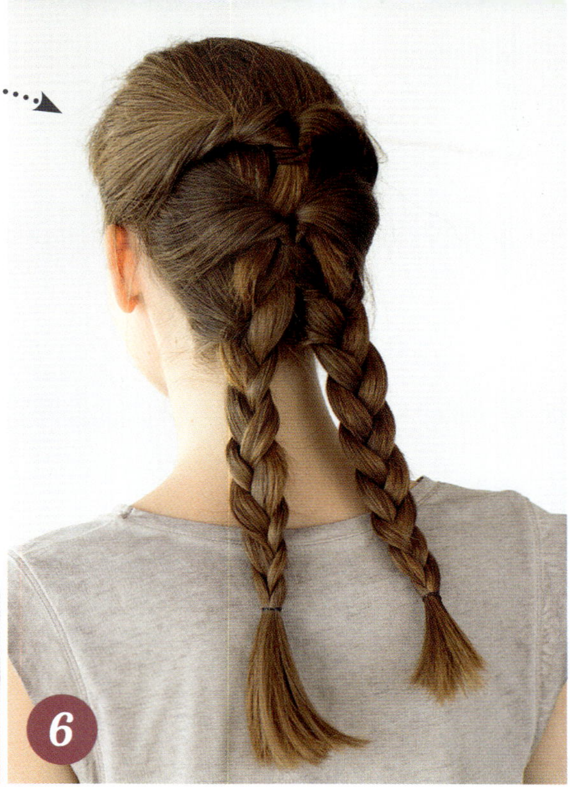

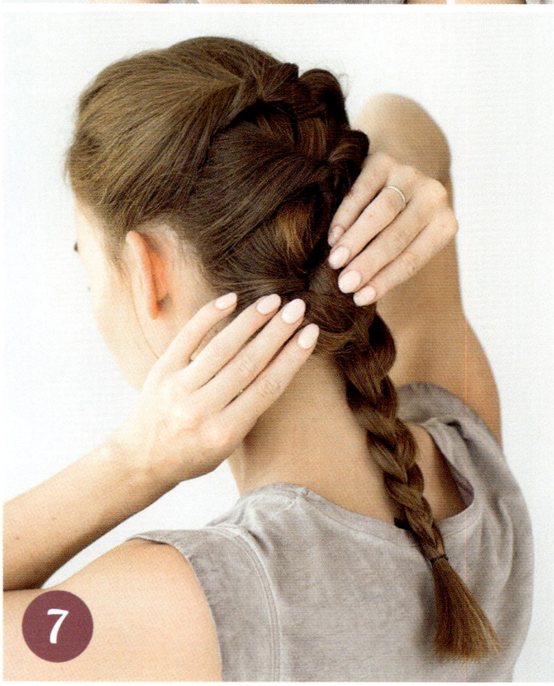

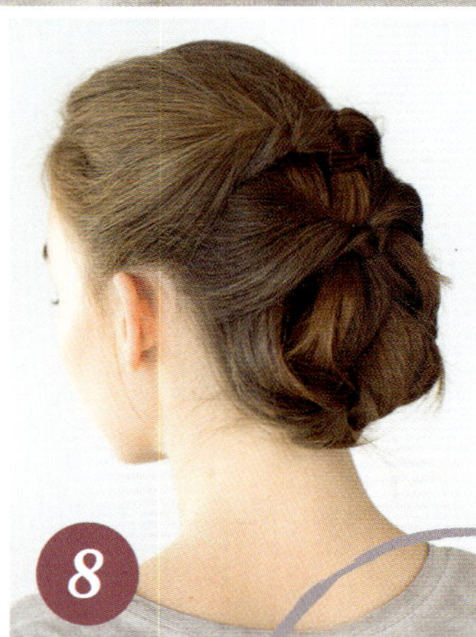

Hin-
gucker
***

SCHRITT 5: Teilen Sie die losen Haare in zwei Teile. **SCHRITT 6:** Flechten Sie zwei Zöpfe. **SCHRITT 7:** Drehen Sie den ersten Zopf nach innen ein und befestigen Sie ihn mit Haarnadeln. Machen Sie dasselbe mit dem zweiten Zopf. **SCHRITT 8:** Die Frisur ist fertig. **SCHRITT 9 (s. S. 117):** Die Frisur von der Seite.